真健康

HEALTH

過敏的大腦

耳科權威教你徹底擺脫
暈眩、耳鳴、偏頭痛的煩惱！

台灣耳鳴學會創會理事長
賴仁淙醫師——著

目錄

本書獻給那些教導我的病人。

數以萬計暈眩、耳鳴和焦慮的訴說，

共同面對疾病時互相信任，並肩戰鬥。

也獻給我最親愛的光田醫院以及我的團隊。

暈眩專家 I

我今天遇到昏厥的病人
五十四歲男性，左側舌癌
他聽到切片報告當場昏倒在地上
人生像是連續劇裡的臨時演員

我今天遇見暈眩的病人
二十七歲女性，前庭性偏頭痛
她聽到分手當下地轉天旋得嘔吐
生命演的都是飲食男女

我今天遇見許多暈眩
忙到自己都暈了起來
跟診的小毛住院醫師
不慌不忙
開了兩首詩給我
學老師的口吻說：
看懂了就不暈了

暈眩專家 II

讓暈眩離開暈眩的方法
儘量跟著時間走
這樣子走路的速度
配合著地球轉動的呼吸
速度對了，日子就對了

過日子就是活得像日頭的子民
跟著太陽和月亮走
日出運動，月出溫柔地休眠

不要想太多
維持類失智狀態
老了也就不會再得老年癡呆症

前言——

迷人又迷惑，關於迷路的旅程

「過敏的大腦」是一個全新的觀念。

過敏的大腦企圖解釋臨床上長久的疑惑。針對發炎、過敏的大腦，我想要提出一個可能的線索，解答關於神經耳科、腦神經科與精神科學上許多疑難雜症。

三十年來我在臨床暈眩症中不停地追索探尋，其中最重要的心得是：暈眩症與偏頭痛有極為緊密的關聯。及至跨足耳鳴領域，從更多的病例中，我發現耳鳴症狀和暈眩、頭痛、焦慮的背後，似乎有一個共同的病理源頭。

二〇一四年耳鳴觀念進入四點零時期，我開始提倡「耳鳴的文藝復興」，強調更年期、睡眠呼吸中止症以及焦慮症（情緒障礙）是難治性慢性耳鳴的三大區塊。由於焦慮症與自律神經失調和其他兩大區塊一樣，經常伴隨長期的睡眠障礙，臨床上，幾乎所有的病人只要沒睡好，暈眩、耳鳴就更嚴重了。「睡眠」遂成為耳鳴暈眩治療的關鍵角色。

二〇一六年耳鳴五點零版提出，中腦存在著一個開關「阿控門」，這是一個耳鳴和慢性疼痛的開關。這個快樂中樞掌管身體諸多感覺信號是否能往上向大腦感覺皮層傳遞。阿控門在腦內扮演一個非常重要的「感覺信號的濾波器」，一旦故障了，身體上眾多感覺信號可能就會失去調控，甚至會被無限放大，變成感覺過敏。臨床常表現為「感覺異常」（allodynia）像是慢性耳鳴、暈眩症、慢性疼痛、幻肢痛、慢性喉痛、肩頸疼痛……而影響阿控門開關最重要的因素，恰恰也是「睡眠系統」。

那到底暈眩如何在睡眠中被處理？而耳鳴又如何在夢裡面被消磁？

大量的臨床經驗顯示，更年期婦女經過荷爾蒙療法之後，暈眩、耳鳴、頭痛、焦慮都消失了。許多呼吸中止症候群患者，所謂「漂浮的男子」，在以正壓睡眠機（CPAP）治療後，暈眩、耳鳴也消失了……這其中是改變了睡眠結構中的什麼部分？或是睡眠機制中的哪個步驟被調控了？

答案是「作夢期」。

近年，大腦的膠淋巴系統被科學家發現為大腦的「排毒系統」之後，睡眠結構中占據五分之一時間的「眼球快速運動期」（REM），也就是「作夢期」，突然變成人生中最重要的過程。因為「作夢期」被證實是大腦這座核電廠排放核廢料最重要的時段，有百分之九十的大腦高速放電代謝之後的廢棄物在作夢期排放。也就是說，夢作得不好、夢作得不美麗，大腦代謝後高毒性的蛋白質廢棄物，像是「核廢料」的物質將無法順利自大腦裡面清除；無法清除的大腦廢棄物積存於腦中，必然引發諸多不良反應。像是慢性腎臟衰竭會引發身體諸多內臟器官障礙一般，長期睡眠障礙、夢作得不夠好，將無法順暢讓大腦排毒，大腦可能就會有許多腦區因而產生局部性的炎症反應，而類似過敏的發炎反應在不同腦區就可能引起形形色色的軀體症狀。

如果發炎波及第五對腦神經，三叉神經系統引發血管反射失調，就是大家熟悉的偏頭痛；如果波及前庭平衡神經系統，則為反覆發作的暈眩症——「前庭性偏頭痛」；如果炎症反應再往周邊內耳迷路擴展，則可能發展為不可逆的內耳傷害，成為典型的「梅尼爾氏病」。如果波及耳蝸聽覺系統，就是「耳蝸性偏頭痛」，可能是急性耳鳴、波動性耳鳴，或漸漸累積為慢性難治性耳鳴。比較嚴重的耳蝸性偏頭痛，有時候就表現為原因不明的「突發性耳聾」。

焦慮症、自律神經失調等情緒系統障礙，常常和偏頭痛、暈眩症、耳鳴和突發性耳聾共病存在；情緒系統的班長「杏仁核」（主管焦慮和恐懼）和阿控門緊緊相連。因此，很有可能類似的炎症反應波及了情緒系統的杏仁核、下視丘等神經核團，誘發了情緒系統複雜多變的症狀。而焦慮、恐慌在腦內最是耗費電能，持續恐懼空轉將製造出巨量的代謝廢棄物，使得原本就排泄不良的腦袋雪上加霜；堆積的毒素又惡化了杏仁核為首的情緒系統，終至惡性循環，一發不可收拾。

類似的炎症反應假若跨越至主管認知功能的理性大腦，加上某些基因上的缺陷，就有可能引發出嚴重的精神疾病。果真如此，則古典精神科學大師佛洛伊德的「夢的解析」也遇見了證據學上的物質基礎。

大腦排毒及其後續引發的炎症反應，或許能幫助解決大腦疾病於診療上的種種謎團和困境。由於身體內五臟六腑皆受頭腦指揮，大腦病變也是百病之源。大腦於睡夢中的排毒障礙造成身體各種五花八門的疾病出現，這個關鍵機轉值得科學家和醫師們後續更多的關注。

過敏的大腦企圖統一解釋我多年來在臨床上的困惑，也讓我嘗試在臨床診療暈眩、耳鳴、頭痛、焦慮和自律神經失調的病人時，有更清楚明白的機轉。期望醫師們從此由上而下的嶄新觀點，全面整合身、心、靈各種療法，強調藥物精準的標靶治療，全面啟動身體的自癒能力，調整生活習慣，利用睡眠和夢的魔幻能力，幫助許多無助的、難治的「過敏的大腦」。

此書的完成要感謝：

臺大耳科主任劉殿楨教授的鼓勵，以及二〇一二年創立台灣耳鳴學會時共同努力的伙伴：北榮蕭安穗部長、黃啟原秘書長、成大吳俊良主任、振興力博宏主任、馬偕林鴻清主任，也感謝北榮廖文輝醫師真心分享。北大余力生教授主持的暈眩、耳鳴、耳聾精品班帶給我在講學上的啟發。另外還有精神科陳姵蓉醫師的拔刀相助，以及馬鑫主任在稿件整理上的鼎力相挺。

Chapter 1
漂浮的女人

在我的上本書《耳鳴，是救命的警鈴》一書中，有一節專門提到「漂浮的女人」。

在一天的門診中，一般來說，至少會遇到二十位這樣的女性病人，她們主訴頭痛、暈眩，有時還有耳鳴。而且她們的頭痛和暈眩往往不同時發生，大都是青春期或者幾年前發生過頭痛症狀，最近幾年才開始暈眩或者耳鳴。再追問她們的家族史，媽媽、姐妹都有相似的症狀，或者頭痛，或者暈眩，但是又不完全一樣。而且她們自己的暈眩的形式也複雜多樣，有時只是輕微的晃動一下，有時卻是嚴重的天旋地轉，起不了床；有時昏昏沉沉，走路像在漂浮……因此，我把她們叫做「漂浮的女人」。這些漂浮的女人很多都是輾轉求醫，得到很多不同的診斷，接受了很多花錢、費力的治療，最終卻沒有好的效果。

其實她們的頭痛和暈眩真的是一回事，都是過敏的大腦引起，如果波及三叉神經系統，就會表現為頭痛。因為常常一側發病，所以醫學中的專業名詞叫做偏頭痛；如果波及平衡系統，引起暈眩，醫學上有一個專業名稱：「前庭性偏頭痛」；波及聽覺系統，可能就是耳鳴和耳聾。

過敏的大腦

我們的大腦一直處於非常忙碌的狀態。當媽媽端出我們最愛吃的飯菜，這時我們的眼睛、味覺、嗅覺，都在積極地向大腦傳遞資訊，大腦同時做出反應、發出指令，指揮我們的手不由自主地去夾菜，同時口水也會流出來……這一系列的過程能夠一氣呵成地完成，全靠大腦高效的運轉和處理。人體對收集、整理感覺資訊有著細膩的安排，而且這些神經信號在傳遞的時候，還會有一些進入某些和情緒有關的中樞系統，因此聞到情人節巧克力的味道會有甜蜜的感覺，看到逝去親人的照片，會有悲傷的感覺。

而當大腦一直處於高度敏感的狀態時，我們來想像一下會產生怎樣的後果？當我們上傳一個平常的視覺或者觸覺資訊時，過敏的大腦會產生過度的反應，這時就會覺得光線刺眼或者觸覺刺激難以忍受。除此之外，其餘原本不應該活躍的腦區也可能興奮產生一些症狀，於是就造成了各種奇異的、多樣的表現：視覺先兆、亮點、波紋、閃光、雙影，視物變形或者視野改變，噁心、嘔吐、腹痛、暈眩、耳鳴等等各種症狀。

過敏的大腦與偏頭痛

偏頭痛帶來的痛苦以及伴隨著的奇異症狀，先前世界很早就出現了對這種疾病的解釋，不過都是一些怪力亂神的臆想。比如生活在新石器時期的人們，認為這種常常伴隨幻覺的頭痛是因為有惡靈進入了腦袋，於是就在患者頭上鑽洞，然後念咒語驅逐它們。據說，除了澳大利亞、東亞遠東部分地區及非洲，用圓鋸鑿過孔的顱骨遍及全世界。既然能夠遍布全世界，肯定也是有一定效果，遠古的人當時不知道為什麼有效；但是科技發達的今天，顱骨手術對於改變大腦的過敏狀態，可能會有一定的幫助。古代埃及人稍微好一些，從目前最古老的醫學文獻得知，三千五百年前的埃及法師指望他們的神會垂憐終止這種痛苦，於是讓患者頂上一隻叼著草藥的泥鱷魚，然後向神祈禱。

在接下來的數千年裡，東西文明中的先賢們——也許包括華佗，對這種疾病都給出了各自的解釋，華佗醫治曹操的橋段一直廣為流傳。在《三國演義》裡，當時的魏王曹操患有頭痛，病情逐漸加重。華佗醫術高明，曹操遂「使佗專視」，華佗成為曹操的「御醫」。後來華佗認為病在腦中，建議給曹操開顱，遭到曹操的疑心，懷疑他要謀害自己，遂將其下獄治死。因此有人懷疑曹操是腦瘤，但是從曹操的發病過程來看，反覆發作很多年的頭痛，卻沒有出現其他表現，偏頭痛的可能性更大。

當然，當時的科學技術條件，注定了這種粗略的認知幾乎不可能反映複雜疾病的真相。一直到湯瑪斯．威利斯（Thomas Willis）在一六六四年提出血管學假說，人類對偏頭痛的認識才算是走上了正途，我們也要向這位神經學之父致敬。他注意到人腦雖然是人體神經細胞最密集的器官，但是腦皮層卻沒有感覺神經末梢，這點我們倒是可以解釋在恐怖片中有些驚悚的鏡頭，當片中的變態殺手戳刺、切割被害人的大腦時，被害人卻沒有任何感覺的原因。

真正敏感的、能引起疼痛的是腦血管壁以及覆蓋皮層組織的硬腦膜，特別是動脈會有敏銳的疼痛感覺。血管擴張或腫脹、發炎或受刺激，都能引起疼痛，喝醉酒、發燒引起的頭痛，就是血管擴張引起的搏動性頭痛。但是相同的刺激，為什麼偏頭痛患者會啟動血管擴張引起後續的症狀，而非偏頭痛的人們則沒有任何反應？這種對刺激過度敏感的現象，很容易讓我們聯想到過敏性鼻炎，遇到輕微的花粉刺激，過敏性鼻炎的患者就會出現強烈的反應，打噴嚏、流清涕。近幾十年的研究也確實證實，偏頭痛的患者也是擁有一個過敏的大腦，因此對各種刺激過度敏感。

過敏是一個很奇特的現象。其實人體都有逐漸適應的本領：「入芝蘭之室，久而不聞其香；入鮑魚之肆，久而不聞其臭。」但是偏頭痛的患者對相同的刺激不但不能適應，反而會變得越來越敏感。為什麼有些人大腦過敏呢？原因不清楚，但是有一點可以肯定，這是和遺傳有關的一類疾病，因此，頭痛、暈眩、耳鳴的病患常常是姐妹一起來，或是母女一起來看診。

也有很多姐妹患者們聽到遺傳這個詞，會問：「沒有啊，我姐姐只是痛，可是我不痛，我只是暈……」這點不難理解吧？這只是遺傳，不是用影印機複印，怎麼可能一模一樣呢？

偏頭痛和其他頭痛有什麼不同？

頭痛實在太普遍了，據世界衛生組織統計，緊張性頭痛是僅次於齲齒的第二個常見症狀，偏頭痛則是第三個常見疾病。面對一個如此常見的症狀，廣大病患和他們的親屬以及醫生，卻都沒有給予頭痛正確的態度和對待。

民眾對頭痛的態度往往呈現明顯的兩極化，或者完全忽略頭痛，病患不把頭痛當回事，甚至去看醫生時，都不會提及自己曾經有過頭痛症狀；而身為頭痛患者的家屬，也不能理解因為頭痛帶來的種種不適以及痛苦，經常表現出冷漠的態度，覺得患者小題大作；頭痛病患的老闆也往往因為不瞭解這個病，指責他們經常請病假。另一方面，部分頭痛患者又過度關注自己的頭痛症狀，常常因為頭痛就診，不斷地懷疑自己是不是長了腦瘤，不斷地要求醫生進行檢查。

大家一定要明白，頭痛只是一個症狀，就像發燒時我們要尋找到底是什麼原因引起的，頭痛也要尋找原因。頭痛的原因實在太多了，從簡單的感冒發燒、輕微或者嚴重的頭部外傷、睡不好覺、用腦過度、喝太多咖啡到嚴重的腦中風、腦出血，還有大家擔心的腦瘤，以及一些藥物的副作用，也會引起頭痛。頭痛有幾百上千種病因，從良性的、沒有任何大礙的病因，到可能危及生命的嚴重疾病，都可能引起頭痛。但是，絕大部分頭痛都是良性的。

頭痛可以分為原發性頭痛和繼發性頭痛，如果把我們的腦袋比作電子產品，例如電腦，有些是硬體問題，比如線路接觸不良了；有些則是軟體問題，運行不通暢。原發性頭痛多是軟體出了問題，硬體上完全正常，所以電腦斷層掃描、磁振造影結果往往都是正常。

繼發性頭痛則是硬體出了問題，比如某個按鈕或者線路壞了。針對頭痛而言，大部分都是軟體出了問題，也就是原發性頭痛，這些患者反覆進行了各項檢查，都沒有問題，也正是因為如此，所以經常不被家屬以及他人理解。

如果是硬體出了問題，稱為繼發性頭痛，就是大家比較擔心的是不是長腦瘤、腦中風了，這些問題確實比較嚴重，但是其實相對比較少見。臨床中，大部分頭痛患者不是忽略了硬體問題，而是過度重視了。很多頭痛的患者，如果醫生沒有開具頭部的電腦斷層掃描或者磁振造影來確診是否長有腦部的腫瘤，心裡都會不放心。百分之八十五的腦腫瘤患者除了頭痛，還會有其他症狀，而且一般來說會持續加重，那些持續很多年或者間斷發作的頭痛，往往都是軟體的問題。但是臨床中醫生開的檢查還是很多，為什麼呢？主要是為了讓病人安心。

關於原發性頭痛，在我們的教科書中，肌肉緊張引起的頭痛，叫做緊張性頭痛；而大腦過敏引起的頭痛就叫做偏頭痛，緊張性頭痛和偏頭痛都是軟體出了問題，做任何影像檢查都不會發現異常。

最常見的頭痛：大腦過敏引起的偏頭痛

頭痛只是一種症狀，找不到原因的叫做原發性頭痛，按照頭痛的程度進行分類，緊張性頭痛是輕中度的，患者忍耐一下還可以工作、生活；偏頭痛是中重度的，發作的時候，不能忍耐工作，必須停下來關機休息；叢集性頭痛則屬於「自殺性頭痛」，發作起來令人痛不欲生。但是很多有偏頭痛經驗的患者告訴我，他們的頭痛其實也是有時候輕一些，有時候重一些，並不總是停留在一個階段。

緊張性頭痛，一般認為是肌肉收縮性頭痛，但是為什麼肌肉會異常收縮呢？後面在偏頭痛的症狀中，我們還會講到，百分之七十的偏頭痛都會有頸部不適，這也是頸性頭痛在前幾年氾濫的原因。兩者同時存在可能並不是兩種疾病伴發，而是偏頭痛引起頸部肌肉緊張，從此更容易出現緊張性頭痛，因此，有學者認為，這兩個疾病可能都是相同的發病機制。當然，這不能涵蓋所有的緊張性頭痛，但是緊張性頭痛很大部分和偏頭痛有關，因為許多偏頭痛是混合型頭痛。

把偏頭痛列在頭痛的分類裡，很容易讓人誤解為一側的頭痛就是偏頭痛。其實偏頭痛是一種腦部功能性障礙，是大腦過敏，而大腦是負責全身的總司令，大腦過敏可以引起全身的症狀，頭痛只是其中的一個症狀而已。而大腦過敏就和鼻子過敏一樣，是一種先天的體質。鼻子過敏時出現症狀輕重不一，大腦過敏時也應該一樣，從這個意義上講，可以說明至少部分緊張性頭痛和偏頭痛是同一發病機制，只是發作程度不同而已。

人體很奇妙，曾有些關於人體的偉大發現，多年後被證明完全是錯誤的，所以目前醫學對於人體的認知真的很有限，何況是寫到書裡的知識，往往是很多年前的知識，因此更新很重要。

倘若書上的內容可能是錯的，老師講的也可能是錯的，那麼誰是對的呢？只有病人的真實體驗是最正確的。這本書裡有很多知識都是病人教給我的，我和他們就像戰友，他們準確詳細的告訴我病症，我用我的知識推測原因，給予治療，他們再把療效回饋給我。我們一直調整，共同進退，才有了這本書——《過敏的大腦》。

暈眩症最常見的診斷：前庭性偏頭痛

一九九一年我在哈佛大學醫學院附屬麻省總醫院跟隨神經內科教授Barber看暈眩特診，受到教授提示，不明原因、反覆暈眩發作的病患可能和加州大學洛杉磯分校（UCLA）巴羅教授新書中強調的偏頭痛相關之暈眩（MAD）有關。從那以後，我一直循著這個思路對患者進行診斷和治療，很多臨床中看似難治的暈眩患者都得到很好的效果。

由於有關偏頭痛的認識一直不夠，研究資料顯示，偏頭痛的診斷率可能大大不足，被診斷的僅是浮出水面的冰山一角；而這一小部分已經可以影響百分之十五的女性，實在是非常值得深入瞭解和探討的疾病。但是因為偏頭痛表現形式實在複雜，偏頭痛相關的暈眩也如上所說多樣化，是很多暈眩疾病的模仿者，如果不能很好地掌握這些暈眩疾病，偏頭痛做為這些疾病的模仿者也就很難診斷，所以很多醫生一直不能也不敢接受偏頭痛暈眩這個診斷。直到二〇一三年出現國際前庭性偏頭痛（Vestibular migraine，簡稱ＶＭ）的診斷標準，大家才開始逐漸認識這個病。距離一九九一年已經二十多年了，在這期間，不知道又有多少同樣的病患求醫無助，未能獲得正確的診斷。有太多太多被當作梅尼爾氏病治療了。

今天，令人尊敬的八十幾歲的巴羅教授仍然定期受邀回去講授一些疑難病例，這些大家覺得很困難的病例，巴羅教授的回答往往只有兩句話：" VM, VM again."

所以，不瞭解前庭性偏頭痛，就不可能搞懂暈眩；不瞭解頭痛，就不會真正瞭解前庭性偏頭痛。這也是我每次演講開場白會提的三句話：「暈眩的病人不要一直吃止暈藥」、「看暈眩的醫師一定要懂頭痛」、「看耳鳴的醫師一定要懂暈眩」。

前庭性偏頭痛是暈眩症最偉大的模仿者

大腦過敏，就和腦中風、腦出血一樣，是一種在大腦裡發生的疾病。過敏的大腦為什麼會引起各式各樣的暈眩呢？我們先來簡單介紹一下有關暈眩的解剖知識。

人體能夠保持平衡，能夠不暈眩、走路不飄，背後有一整套平衡系統在協調工作。比如走在沙灘上，感覺平衡不穩；閉上眼睛，感覺自己有些搖晃，這些都提示了我們，眼睛和腳底的感覺都在平衡中起一定的作用。但是，更重要的無名英雄，是耳朵和大腦裡的前庭系統。

耳朵分為外耳、中耳和內耳。內耳十分複雜，也稱為迷路，意思就是結構複雜、功能複雜，像迷宮一樣讓人迷惑。內耳位置很深，位於眼睛後面，耳朵裡面的交叉線，屬於顱骨的一部分，肉眼不能看到，因此需要很多輔助檢查。內耳有兩個功能，很多人對聽力圖不陌生，圖中像蝸牛的結構就是耳蝸，主管我們的聽力。但是旁邊還有三個半圓形的結構，稱為半規管，則是主管平衡的。內耳裡面有複雜精密的神經和細胞，它們都是生活在淋巴液中，就像水稻，任何可能影響淋巴液或者可能影響這些細胞神經的因素，都會引起內耳的病變，也會引起各種不同表現的暈眩和耳聾。

而前庭核這個暈眩的總司令，又是大腦裡面最大的一個神經核團，當大腦出現任何風吹草動，很容易影響前庭核的功能，引起暈眩。當過敏的大腦發生炎症反應，可能波及前庭平衡神經系統，還可能再往周邊內耳迷路擴展。每次發病，影響的範圍、程度都不同，因此症狀就會五花八門，幾乎可以模仿所有其他原因的暈眩疾病，是最偉大的模仿者。包括模仿內耳前庭引起的耳石症、梅尼爾氏病、前庭神經炎，所引起天旋地轉的感覺；它也會模仿恐慌性暈眩，引起持續昏昏沉沉

耳部剖面圖

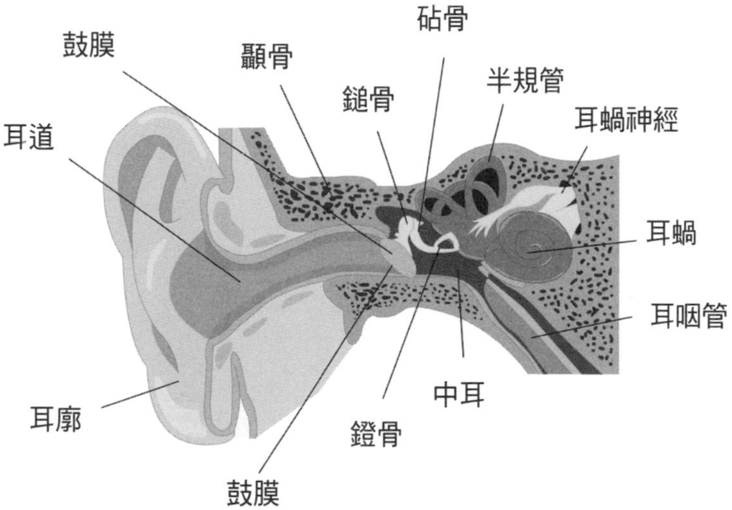

©shutterstock

的感覺，我形容為「漂浮的女人」或「漂浮的男人」。偏頭痛暈眩就像暈眩症裡的變色龍，有時讓人一時之間難以釐清，但是再偉大的模仿者也會有破綻，我們會介紹這些疾病的常見表現，以及模仿者的破綻所在，大家可以從蛛絲馬跡中尋得線索，找到造成暈眩的真相。

走出暈眩的迷路

耳石症——良性陣發性姿勢性暈眩症（BPPV）

這個病基本上就是「床上事件」，患者多半是躺在床上才會出現症狀，常常一躺下、一翻身就暈。所以曾經有個病人很神秘兮兮地小聲告訴我：「醫師，我家的床中邪了……」耳石就是耳屎嗎？不，這是截然不同的兩個概念。那麼，耳朵裡真的有石頭嗎？答案是肯定的。耳石其實是內耳的一個正常的顯微結構，非常微小，肉眼看不見，只在電子顯微鏡下才能看到，但是功能強大。在正常生理情況下，我們必須通過耳石系統，才能知道汽車是加速還是減速，電梯是上升還是下降。這些小石頭和腎結石，膽結石的成分差不多，都是碳酸鈣的結晶，所以也叫做「耳石」。但是，不像腎結石、膽結石，只有病人才有。這個耳石，所有人、動物中都有，就像石子路一樣，鋪在內耳裡面的固定位置。但是如果因為某種原因，部分耳石脫落了，就會引起耳石症。

經常有病人問，得了耳石症，需要像腎結石一樣進行碎石治療嗎？這真的行不通。耳石只有幾微米，本身就已經很小很小了，沒辦法進行碎石，也沒辦法取出來。但是現在有了很好的辦法，就是「耳石復位術」，可以把「流浪的耳石」送回家，當它們歸位了、不再動了，也就不再引起暈眩了。

這個病的治療挺神奇的，是耳鼻喉科裡少數可以使醫生一次成為「神醫」的幾種病症之一。因為這個病特徵典型，雖然讓病人非常痛苦，但治療效果非常好。

破解

很多暈眩都是一動就暈，不動就好一些，前庭性偏頭痛引起的暈眩也有這個特徵，所以單從症狀上看，前庭性偏頭痛引起的暈眩和耳石症確實不好區分。但是耳石症在暈眩時有自己特殊的形式，不僅暈眩得厲害，眼睛也有特定方向的運動，叫做眼震。雖然前庭性偏頭痛引起的暈眩可以模仿暈眩的症狀，但是不能模仿這種眼睛的運動，這就是最大的破綻。

當然還有一些線索也可以給我們提供資訊，畢竟耳石症多發生在老年人身上，大部分人都是因為年齡大了，耳石老化了就脫落。如果一個四十歲左右的女性患者告訴你，她三天兩頭地耳石症發作，基本上不可能，首先年齡是一個疑惑；再者，耳石的脫落也需要一定的時間，不會那麼容易三天兩頭發作。所以遇到這樣的病患就要小心，不要輕易診斷為耳石症，也不要反反覆覆給予復位治療。耳石症的眼震基本上很物理也有固定模式。如果不是很典型的，通常就不是耳石症。而且耳石症有很大一部分病人是可以自癒的。

梅尼爾氏病

梅尼爾氏病應該是最著名的暈眩疾病，在一八六一年就已經提出，而耳石症是一九二一年才提出。梅尼爾氏病發作的時候來勢非常兇猛，常常沒有任何預兆。有些患者是在凌晨的睡夢中暈醒，甚至有「瀕死感」的描述，感覺自己正向無盡的深淵墜落，內心非常恐懼；而且似乎找不到什麼規律性，無法控制它的發作。因此不管是醫生還是患者，對這個病相對地比較重視，研究得比較多。

前面說過，在內耳解剖中，內耳是充滿液體的小器官，它是雙層套管，外面一層是骨頭，比較硬，裡面一層是膜性結構；就像自行車輪胎，外面有一個比較硬的，裡面還有一個軟的內胎。內耳的內胎裡面是內淋巴液，內外胎之間是外淋巴液，當內淋巴液過多時，內胎就會不斷地被脹大，直到有一天脹破了，暈眩就開始發作了。隨著破裂的癒合，暈眩逐漸好轉，一般暈眩不會超過十二小時。

偏頭痛引起的暈眩有時極像這個發作過程，以前一直被認為是最偉大的模仿者，甚至在早期根本難以鑑別，只有到了後期，梅尼爾氏病患者聽力逐漸下降，而偏頭痛引起的聽力下降沒有那麼嚴重，才可以進行區別。

其實最初提出這個病的時候，在主要症狀上提到了五點：暈眩、耳鳴、耳聾、耳悶，還有頭痛。但是後續從法文翻譯成英文時，將頭痛去掉了，於是很多年來，頭痛和梅尼爾氏病成了一對歡喜冤家，不停地被拿來比較、研究和鑑別。但是無論怎樣研究，始終不能將這兩個病截然分開。二十五年前，當我開始接觸偏頭痛引起的暈眩時，就關注到它們的相似。在很多次演講中，我都反覆提到，前庭性偏頭痛是梅尼爾氏病最偉大的模仿者，前庭性偏頭痛模仿其他疾病有很多「破綻」，但是對於梅尼爾氏病，真的可以模仿到足以「以假亂真」，我為此糾結很久。

但是今天，我整理這本書時，對前庭性偏頭痛又有了更加深入全面的認識，我認為梅尼爾氏病的發生大部分是因為偏頭痛發作，累及內耳。如果內耳功能正常，則可以完全恢復，這就是前庭性偏頭痛；但是部分內耳存有舊傷的患者，可能就很難完全恢復，這時就會逐漸發展為梅尼爾氏病。所以，梅尼爾氏病是偏頭痛作用到內耳，如果沒有完全恢復，出現了併發症才逐漸走向不歸路。這個理論也可以解釋臨床中雖然梅尼爾氏病和偏頭痛息息相關，但是梅尼爾氏病的發病率遠遠不到前庭性偏頭痛十分之一的原因。

從這個概念出發，我們真的不必再糾結這兩個病的區別，它們本來就是同根生啊！

急性前庭神經炎

急性前庭神經炎，是主管平衡的神經出現了問題，可能是病毒入侵了神經的變電所，也就是前庭神經節，導致整根神經癱瘓。

一些見過急性前庭神經炎的患者的醫生，都說患者的表現讓他們一輩子都不會忘記。患者會有強烈的眩暈，一動都不敢動，而且持續的時間很長，通常一定會持續五到七天，才慢慢結束。這有點像電影中飛機突然一個引擎失控，就會出現強烈的轉圈一樣，耳朵對身體來說就是兩個掌管平衡的引擎，一側突然失靈，就會引起嚴重的暈眩。第一天、第二天，病人還不太擔心，以為是太累了；但是三天以後還是暈得厲害，病人就會非常擔心，他們多半都是躺在病床上或者坐在輪椅上被推著進來，低著頭，一動也不敢動。

而且即使旋轉感消失了，後續的走路不穩、晃動感會持續幾個月，甚至向患側快速轉頭時會出現晃動感。這個病是自限性的疾病，最重要的是盡早展開復健治療，所謂復健就是鼓勵患者做那些會引起暈眩的動作，只有這樣，大腦才知道一側的引擎出了問題，才會調動全身的力量彌補這個問題。年輕人活動多，恢復力以及代償就會比較快。但是老年人因為害怕摔倒，總是不敢活動，恢復得就會慢許多。

破解

偏頭痛引起的暈眩，多半在三天以內就會明顯好轉，大部分患者都會告訴我，第一天特別重，第二天輕微很多，第三天基本上沒症狀了。所以病人沒有那麼擔心，休息一下就會明顯好轉，所以多半都是走著來看病。即使有少部分患者真的臥床七天不能動，但是好轉情況非常神奇，經常是說好就好，這和真正的急性前庭神經炎類似前庭神經切斷術後的病人，需要兩週到兩個月的對側代償才能逐漸恢復不同。

恐慌性暈眩

恐慌性暈眩表現為持續的昏沉感，尤其在複雜視覺環境下或者高處容易出現症狀，而且有些患者也會告訴我，他們坐著不動，總是感覺自己在晃蕩，起來走路反而好一些。這個現象和真正的內耳器質性病變正好相反，器質性病變都是動得越快，暈得越嚴重。因此把恐慌性暈眩列入了心理疾病的範疇。

主管平衡的前庭核是腦幹最大的核團，它和情緒系統之間有密切的聯繫。當暈眩突然發生時，病人會感到非常緊張，這也是正常的，如果遇到這樣大的事件，病人還無動於衷，才是真的有問題了。隨著時間延長，緊張感會逐漸平復，但是有些人卻持續的緊張，不能恢復，而先前暈眩的陰影就一直留在大腦裡，於是持續的昏昏沉沉。

偏頭痛引起的暈眩也可以表現為這種形式，我稱他們為「漂浮的女人」和「漂浮的男人」。這些患者吃了漂浮的「仙丹」，很快就會不漂了。

雙側前庭障礙

一九四一年，一位內科醫生Dandy為了治療結核菌引起的膝部膿腫，肌肉注射了兩個半月的鏈黴素，突然出現了振動幻視和平衡不穩的症狀，並且在兩到三天內病情加重，走路的時候感覺自己就像在坐搖搖車，甚至呼吸都會引起振動幻視，因此他不得不把頭放在架上才能讀書，直到半年後才逐漸有所好轉。因為這個病由 Dandy 提出，也就由他的名字命名。

這種因為雙側前庭功能低下引起的不同程度的振動幻視以及步態不穩，多由耳毒性藥物引起，目前常見的是有些癌症的化療藥物，其他少見原因包括小腦病變、腦膜炎、自身免疫病、外傷以及雙側梅尼爾氏病，大約有百分之二十的患者找不到明確的原因。這些病人最明顯的表現是：不動不暈，一動就暈；動得越厲害，暈眩越嚴重。因為都是走路不穩，有時會和「漂浮的女人」難以區別。

破解

這個病和「漂浮的女人」有所不同。第一，這個病和「漂浮的女人」相比，進行前庭功能檢查，可以看到明顯的異常，這是最大的，也是可以確診的依據。第二，這個病一般來說會慢慢好轉，就像Dandy，半年後也就逐漸可以行走了。因為人體有自己的平衡代償系統，一旦出現這種情況，會調動全身的力量來彌補這個不足，包括視覺、本體、頸部的平衡反射。這些平時的板凳隊員，會立即替補上場，最大限度地發揮自己的能力，所以經過積極的復健，症狀逐漸緩解，但是不容易回到完全正常的狀態。天一黑，或者蒙上眼睛，或者在沙灘上走路，維持平衡會非常困難。而「漂浮的女人」，一般來說如果沒有給予合適的治療，病人會越漂越厲害；一旦給予合適的治療，病人可以立即著地，穩健踏實的走路。

這個病大部分是因為過量注射氨基糖或類抗生素（aminoglycosides）所致，包括鏈黴素、慶大黴素等等，以前醫學遠遠沒有今天這樣發達，鏈黴素導致了一代人的聽力下降。時至今日，鏈黴素基本上退出了歷史舞臺，替代的同類產品如慶大黴素以及人工半合成的抗生素等仍然活躍在臨床第一線。雖然它們對耳朵、腎臟的損傷大大減少，但還是不可忽視。而且有些疾病，比如結核，還是需要慶大黴素治療，這時就要嚴密監測。除了和用藥量有關，還和個體敏感性有關，有些基因上有突變的人，對這些藥物特別敏感，就要格外小心。

過敏的大腦和漂浮的女人

門診中，有那麼多漂浮的女人，過敏的大腦引起的暈眩真的偏愛女性嗎？

男人和女人真的有太多的不同，這些不同應該都是為了男女不同的社會分工所致。很久很久以前，我們的祖先都是在叢林裡生活，男人負責打獵捕魚，總是風吹日曬，女人則主要在洞穴裡照顧孩子，料理家務。這種分工持續了很長時間，於是生理、心理上，男女都有了很大的不同，植入的「密碼」也有很大不同。男性整日奔跑，因此平衡系統比較發達，發病的閾值比較高，不容易出現暈眩的症狀。正因為見多識廣，男性相對地個性比較豁達，心思也沒有那麼細膩。

研究發現，人腦中有個很重要的激素：血清素，這是一種幸福激素，可以讓人感覺快樂、幸福。偏頭痛的發生和血清素濃度的驟然下降有關，而女性血清素的濃度則受女性荷爾蒙影響。除此之外，男性產生血清素的能力比女性強，因此經常會有這樣的場景，夫妻吵架完之後，妻子還在生氣，先生則已經睡著了，可能就是先生體內的血清素逐漸分泌，讓他覺得高枕無憂。男性本身體內血清素濃度偏高，又沒有太大影響其波動的因素，因此發病的機會小一些。

女性原本只是在家照料一下家務，哼著搖籃曲看著孩子，所以先天植入的平衡密碼比較「嬌氣」，而且女性一直在洞穴中活動，對亮光的反應要比男性敏感得多，並且能比男性更好地覺察細節。如果現代女性也一直「大門不出，二門不邁」，估計發病的也不會太多。但是現在婦女經濟獨立了，開始走出家門，面對生活和工作的種種壓力有時難免應付不來。由於女性平衡系統比較薄弱，所以首先受波及的可能就是平衡系統和頭痛問題。或許再經過一段很長的演化時間以後，女性的基因密碼會逐漸適應環境，暈眩的比例會低一些。

Chapter 2
過敏的大腦

過敏的大腦和睡美人

大腦發生過敏我們確實不容易看見，可是過敏性鼻炎大家或者親身經歷過，或者見過太多了吧。在春暖花開的時節，各種花粉開始飄散，沒有鼻炎的人深吸一口氣，感覺滿鼻花香，很是愜意；但是過敏性鼻炎的人，可不是這種感覺了。他們深吸一口氣，可能接著就會出現連續的鼻子癢、接連不斷地打噴嚏、流鼻水。

就像和一般人吸入同樣的空氣、同樣的花粉，過敏性鼻炎的人就會出現症狀一樣，偏頭痛體質的人常常是大腦容易過敏的人，他們看了同樣刺激的電影，玩了同樣時間的電子遊戲，接受相同的視覺刺激，過敏的大腦就受不了，更容易發病，這點不難理解。

但是，為什麼睡不好也會頭痛？很多人會覺得冤枉，我只是睡得不太好，什麼過度的活動也沒做，沒有接觸什麼特別的刺激，為什麼大腦也過敏？

睡得不好到底會出什麼問題？為了弄明白這個問題，首先要搞清楚，人為什麼需要睡覺？

其實，睡覺就和吃飯、喝水一樣，是我們每天都要做的事，也是再普通不過的事情，可是為什麼呢？在很久很久以前，我們的祖先在叢林裡和獅子老虎一起生活的時候，處境險惡，應該要一直瞪大眼睛、豎著耳朵才行，可是卻還是需要睡覺，簡直是冒著生命危險在睡覺。在人類漫長的進化過程中，只有那些適合生存的功能才能保留下來，否則就會被自然淘汰，但是睡覺這個功能被完整的保留下來，就是提示我們這是生死攸關的大事。我們都有這樣的體會，睡得好，神清氣爽，才能身體好；氣色好，才會有「睡美人」的容貌。

膠淋巴系統——大腦的排毒系統

我們的大腦由一千億個細胞組成，是人體代謝最活躍、旺盛的器官。植物能夠利用光合作用，將二氧化碳（或硫化氫）和水轉化為有機物，並釋放出氧氣（或氫氣）。眾所周知，人體有新陳代謝，要排除體內廢物，例如尿、屎、汗液、痰、耳屎等。大腦裡這樣多活躍旺盛的細胞又吃什麼、排出什麼呢？這些細胞肯定也有壽命，也會死亡，死了的細胞去哪裡了？而活著的細胞也會產生一些代謝垃圾。腦細胞的代謝垃圾不是空氣，而是一些蛋白，成人每天大約產生七克垃圾，而大腦的重量只有三磅左右，即一點三六公斤。也就是說一年要排泄掉一個大腦的重量。

其中最有名的應該就是和阿茲海默症相關的β—澱粉樣蛋白，

而阿茲海默症的標誌就是β—澱粉樣蛋白累積，形成斑塊和纏結，逐漸殺死腦細胞。這些蛋白如果不能及時排出，就會影響大腦的正常功能，但是顯然不是所有的人都有老年癡呆，原因可能就在於不同的個體排出這些蛋白廢物的能力不同。

人體其他器官都有淋巴系統，也有很多的淋巴結。平時可能不覺得，但是喉嚨痛、喉嚨發炎的時候，脖子的淋巴結就會變大，這些淋巴系統就是用來排出身體裡其他器官代謝廢物的，相當於人體的「地下污水管道」。代謝越是旺盛的器官，淋巴系統越發達，比如我們的肝臟，是人體的解毒器官，淋巴系統和血液循環特別發達，也正是因為如此，肝臟的腫瘤特別容易引起轉移和擴散。但是大腦這樣一個重要和活躍的器官居然沒有一個專門的廢物處理系統，看上去真的很奇怪，這些代謝廢物怎麼辦？這個問題科學家們很早就開始關注和研究了。

大腦中沒有明顯的淋巴管這一事實引起了紐約羅徹斯特大學醫療中心的興趣。以前人們已經知道腦脊髓液具有重要作用，它只有在大腦和脊髓中才有，因此以前一直把它當作大腦的「地下污水管道」，它在流動中清除腦組織、帶走廢棄物，並為大腦組織輸入營養。但是腦脊髓液到達的區域還沒有那麼廣泛，不能深入到每一個腦細胞，而大腦裡的血管，可以到達每一個細胞，提供營養。

很早以前，科學家就已經知道血管周圍有間隙，但是沒有注意到這間隙的用處。三十年前，美國科學家最先描述血管周圍間隙內有液體流動，但是限於當時的技術能力，搞不清楚到底是什麼液體在流動，也一直未引起關注。但是近幾年，科技迅速發展，雙光子顯微技術可以讓科學家們在活體上觀察腦脊髓液的活動。

研究人員將帶螢光的放射性顯影劑加到活老鼠的腦脊髓液中，顯影劑很快散布到這些齧齒動物的大腦中，研究小組利用雙光子顯微鏡即時觀看顯影劑的走向，成功地直接觀測到腦脊髓液在動脈搏動的驅動下進入動脈周圍間隙，從星狀膠質細胞進入大腦組織，然後離開星狀膠質細胞，將廢物帶出大腦，攜帶廢物的腦脊髓液先通過大腦中小靜脈周圍間隙離開大腦，爾後這些小靜脈逐漸彙集為大靜脈，通向脖子進入頸部的淋巴系統，進入正常的血液循環系統，其廢物由腎臟過濾，再由肝臟處理掉。研究也發現，如果這個下水道有問題，頸部淋巴結會有一定的異常表現。

這就好比大腦中存在兩位清潔工，速度慢的那一位（腦脊髓液）已經是我們的老相識，而速度快的這位才剛剛與我們碰面。大腦中的代謝速度很快而又異常敏感，就應該有強大的清除機轉。羅徹斯特大學醫學中心的神經學科學家們發現的大腦快速清除廢棄物的新管道，命名為「大腦膠質淋巴系統」（Glymphatic 系統），發表在《科學》（Science）旗下醫學刊物《科學轉化醫學期刊》（

Science Translational Medicine）上。研究團隊是在小鼠大腦中發現這一系統的，而小鼠大腦與人類大腦非常相似，這就是大腦清理垃圾的整個工作機轉。

大腦的這個清除能力和什麼有關呢？膠淋巴系統通常在睡眠或者麻醉狀態下排毒的速率是清醒時的兩倍，尤其是熟睡及作夢期速度最佳。不只是速度，而且在作夢期腦組織會縮小，使表面積和腦脊髓液接觸面積增加二十倍。因此作夢期的大腦排泄能力增強了四十倍。

睡眠真的很重要，因為睡眠時大腦還在工作，只不過工作內容改變了，所以睡眠不是浪費光陰。不能好好睡覺，清除系統就不能正常工作，就會導致各種疾病！

上面所說的都是針對成人的。我們知道，寶寶們睡得很多，新生兒幾乎沒有白天和黑夜的概念，飽了就睡，餓了就醒，通常能一口氣睡上二到四個小時，一到兩歲時每天睡十三到十四個小時。他們為什麼需要睡得那麼多？也是為了排除垃圾嗎？當然不是，他們是為了生長發育，很多重要的生長激素都是在睡眠中分泌的，這點在人類的生存繁衍中更加重要啊！

所以睡眠有了兩個重要的功能，小時候促進我們生長，成年後延緩我們衰老，「睡個美容覺」這句話一點也沒錯喔！

夢的解析與疾病的產生

曾經人們以為睡眠就是一個被動的休息過程。後來，相關的研究越來越多，才發現睡眠的時候，我們的身體也沒閒著，從大腦到內臟到肢體，都有一系列的活動，而且睡眠由井然有序的幾個階段組成。

首先，睡眠分兩大狀態：非快速動眼睡眠（non-rapid eye movement sleep, NREM sleep）和快速動眼睡眠（rapid eye movement sleep, REM sleep）。

非快速動眼期又可分為一到三期。我們簡稱為N1、N2、N3期。N1期又叫做淺睡期，相當於困倦得迷迷糊糊的時候，很多人感覺似睡非睡；N2期睡得比N1深了一些；N3是睡得最深沉最香甜的階段，修復功能最強勁，主要是針對軀體和內臟功能。如果白天運動比較多，肌肉比較勞累，這個階段睡得就比較好、比較沉。這一階段不太容易被叫醒，如果非得大喊大叫、用聲光刺激把人喚醒，會感到一片混沌、眼神迷離，過好幾分鐘才能適應。若N3這一階段太短，即使總睡眠時間睡夠六、七個小時，醒來也會覺得很疲勞。在非快速動眼的這個時期，各種感覺功能減退，骨骼肌反射活動和肌緊張減退、自主神經功能普遍下降，但胃液分泌和發汗功能增強，生長激素分泌明顯增多。所以慢波睡眠有利於促進生長和恢復體力。

眼球快速運動的動眼期，也叫作夢期，前半夜比例較低，越到後半夜，比例越高。這一階段最大的特點就是眼球骨碌碌地轉動，可看到自律神經功能變化，體溫、心血管調節功能減弱，男性陰莖、女性陰蒂勃起，春夢應該就在此時發生吧！

快速動眼睡眠期間，腦內蛋白質合成增加，新的突觸聯繫建立，這有利於幼兒神經系統的成熟、促進學習記憶活動和精力的恢復。這一時期腦部開始變得活躍，可以體驗到很多的影像與感受，但主管自我控制的前額葉仍處在抑制狀態，所以可以產生很多夢。這一階段喚醒被試者的話，大約百分之八十的人會報告正在作夢。但是這一時期身體卻是麻痺的，因此也叫做矛盾睡眠期，這個階段大腦很活躍，有很多活動可以發出資訊來指揮身體的動作，但動作的資訊會被抑制下來，身體是癱瘓的，所以當有些人在快速動眼期突然醒來，但身體動作仍然處於被抑制的狀態時，就會產生俗稱的「鬼壓床」，也就是大腦已經醒了，但是身體仍在睡眠。

我們的情緒垃圾——這些「大腦的核廢料」，都是在作夢期被身體排出的。所以必須要作美麗的夢，而且還不能記得太清楚，因為我們都不會從作夢期直接醒來，而是進入淺睡期後逐漸醒來的；

這樣醒來時，嘴角會有笑意，心情輕鬆，才是最好的睡眠。如果醒來感覺自己作了很多夢，也是不正常的，說明了總是從作夢期醒來，這時反而夢作得不完整、不美麗。所以我常常會告訴我的病人：

「每天晚上十點以前一定要上床睡覺。」

「醫生，為什麼那麼早睡？」

「因為要讓第一場夢在午夜十二點以前演出！」

「為什麼？……什麼理論啊。」

「這樣子，你心中的灰姑娘才能趕上南瓜馬車回家去……」

如果夢作得不美麗，大腦的「核廢料」不能排乾淨，累積在大腦裡，這些蛋白廢物對大腦來說就是一種異物。和過敏性鼻炎病人吸入的花粉一樣，對某些人沒有問題，但是過敏體質的人就可能產生過敏反應。過敏的大腦會對這些「核廢料」產生炎症反應，所以過敏反應必須是內因和外因共同起作用。內因是指自身體質就是大腦過敏體質，而外因就是大腦裡有了太多蛋白垃圾，兩者結合才會發病。本身沒有大腦過敏的人，再怎麼堆積蛋白垃圾，也不會頭痛，於是就可能無節制的堆積，造成非常嚴重的後果，直到癡呆或者神經退化性病變才會察覺。而過敏的人，在垃圾堆積的早期，就開始用頭痛、暈眩、耳鳴這些相對溫和的、不致命的症狀來提醒，從而強迫大腦關機，好好睡覺，在這個過程中，大腦的廢物也就被很快沖洗乾淨。因此，大腦過敏何嘗不是一種保護機制呢？

Chapter3
耳鳴——
聽覺腦區的過度敏感

耳蝸性偏頭痛

聲音在我們的生存和交流中至關重要，因此聽覺系統在大腦內也屬於「大戶」。大腦發生過敏時，容易波及內耳的耳蝸以及大腦裡的聽覺中樞，就會出現各種和聽覺有關的症狀，比如急性耳鳴、波動性耳鳴，或漸漸累積為慢性難治性耳鳴、聽覺過敏，比較嚴重的時候就表現為原因不明的「突發性耳聾」。仿照前庭性偏頭痛的起名，我把這些統統叫做「耳蝸性偏頭痛」（Cochlear migraine）。所以耳蝸性偏頭痛也是各種聽損和耳鳴的模仿者。（注意，耳蝸性偏頭痛和前庭性偏頭痛一樣，發作的時候常常沒有伴隨頭痛的症狀。）

突發性耳聾

突發性耳聾不少見，很多年輕人熬夜幾天後，或者中年人情緒激動、緊張後，突然發現一邊耳朵聽不見了！還有一部分患者沒有任何原因，某天清晨或者下午拿起電話才發現一邊耳朵聽不到，於是非常恐慌，有些趕緊到醫院就診，有些則會根本不當一回事或者沒有注意，以為是太累了，自己吃點消炎藥了事。

因為突發性耳聾影響的大多是一隻耳朵，還有另一隻耳朵完全正常。因此，在沒有耳鳴的時候，如果不是恰巧接了電話，可能都不會注意到聽力有問題；而如果有耳鳴，這時耳鳴就是一個「警鈴」，就會提醒你耳朵出了問題。所以就像我在上一本書中提到的，千萬不要把耳鳴當成敵人，它是我們身體忠心耿耿的保鏢，如果沒有它，身體哪裡失火了都不會知道，耳聾了也注意不到，就可能會延誤治療。

當然病人自己覺得突然聾了，可能有很多原因，比如夏天游泳後，突然覺得耳朵悶悶地、嗡嗡地響，也聽不清楚了，就可能是外耳道耳屎堵塞，去清理一下，立刻就聽清楚了。還有坐飛機或者潛水時，飛機上升和下降的時候都會感到耳朵裡悶悶的，這時我們使勁張嘴、打哈欠，或者嚼一下口香糖，或者捏著鼻子向耳朵裡鼓一下氣，往往就好了。但是也有一部分人不會好轉，這時醫生可能就會診斷為航空性中耳炎，給予藥物治療。

這些耳聾都能找到明確的原因，但是還有很大一部分耳聾，找不到明確的原因。假設這次耳聾是加班後出現，但是以前加班過很多次，都沒事啊！所以我們不能說是加班後耳聾，它們之間的因果關係並不明確。於是，臨床中就有了這樣一個疾病，就是突發性耳聾。正是因為很多病因找不到，各種各樣的說法就出現了，其中最流行的就是「耳中風」，於是給病人輸入各種增加供血的藥物，進行高壓氧、針灸各種治療，但是對很多病人沒有任何效果。

雖然有少部分病人的耳聾可能確實和耳朵裡血管堵住有關，但是健康耳朵的血管只有一根頭髮那樣細，如果真的堵塞了，基本上就是全堵死了，應該一點聽力都沒有才對。你能想像那麼細的血管還會堵一半，引起部分聽力下降嗎？可是臨床中有太多突發性耳聾病人只是部分聽力下降；而且從治療面看，也有太多病人只用了一次藥，就神奇般地痊癒了，是用了什麼神藥嗎？不，醫學是科學，不是迷信，也不是神學，這種情況我們多半會認為是身體自癒了，而不是藥物的效果。

過敏的大腦引起的突發性耳聾在突聾裡占多大比例？我的估計應該在四分之三左右，比例非常大。突發性耳聾按照聽力損失的類型，有人分為五類，這五類是按照聽力損失的頻率和程度界定的。

我們的耳朵能感知二十到二萬赫茲不同的聲音，女性聲音比較高亢尖銳，男性聲音比較低沉磁性，越低的聲音越偏低頻，越高的聲音越偏高頻。一般醫院的聽力檢查還不能夠精確測量所有頻率的聽力，一般僅是選擇 **250-8K** 赫茲這幾個和我們的言語比較接近的區域，比如海豚音這些非常高調的聲音，因為生活中非常少見，就不涵蓋在我們臨床聽力檢查的範圍，需要特殊的儀器和設備。

這五類突發性耳聾中，涉及低頻區的，叫做低頻突發性耳聾；涉及高頻區的叫做高頻突發性耳聾；涉及中間頻率，叫做中頻突發性耳聾；涉及所有頻率，而聽力損失相對比較輕的，叫做平坦型突發性耳聾；比較嚴重的，甚至聽力檢查儀達到最大音量，一百到一百二十分貝，仍然每個頻率都聽不到的就是全聾，也是最重的、恢復比較差的一種類型。

就像過敏的大腦引起的暈眩，可以模仿包括耳石症、梅尼爾氏病、急性前庭神經炎在內的幾乎所有的耳源性暈眩，過敏的大腦引起的突發性耳聾可能表現為以上的各種類型，當然有些比例更高一些，有些低一些。對於低頻突發性耳聾，它幾乎是最主要的發病機制，可以這樣講，百分之九十以上的低頻突發性耳聾都和過敏的大腦有關。而全聾，一開始就提過，可能有部分是血管或者病毒因素，所以，應該是比例最低的一種類型。這點從突發性耳聾的預後也可以得到一定的證實，過敏畢竟是一種功能性疾病，痊癒的可能性會相對比較大，而臨床中低頻突發性耳聾的痊癒率可以達到百分之七十以上，而什麼聲音都聽不到的全聾，痊癒率就比較低。

波動性聽力損失

曾經我的門診中一天就有九個病人懷疑是耳蝸性偏頭痛引起的突發性耳聾，其中有一對雙胞胎的哥哥前來看病，是反覆的低頻突發性耳聾。他說他的雙胞胎弟弟也是一樣，而且有時還有暈眩，別的醫生診斷為梅尼爾氏病，請他將弟弟的聽力圖拿過來，發現也是一樣的輕微的低頻突發性耳聾。詢問他們的媽媽，她一直有頭痛的毛病，但是他們兄弟倆真的幾乎沒有頭痛過，所以用現在的標準來看，似乎不能診斷這兩位兄弟是偏頭痛，但是什麼樣的機制能夠解釋這種和遺傳如此相關，又經常反覆發作，還能痊癒的疾病呢？反反覆覆的診斷突發性耳聾，難道是反反覆覆的病毒感染嗎？反反覆覆的內耳中風嗎？難道病毒感染和中風也會遺傳嗎？因此最合理的診斷應該還是耳蝸性偏頭痛。

急性耳鳴

突發出現的耳鳴是為急性耳鳴，有兩種情況會出現：一，聽覺系統突然有狀況。二，關掉耳鳴信號阿控門突然失控了。

百分之九十突發性耳聾會伴發急性耳鳴，這些可能都是過敏的大腦波及聽覺系統的表現。但是還有很多患者突然出現了耳鳴，一查聽力，發現可能有一定的聽力損傷。但是很多患者會說，「是的，我這個聽力不好從十年前就有了……」那麼這個耳鳴來自哪裡？如果和聽力下降有關，以前聽力下降的十年，耳鳴去哪裡了？

聲音和情緒之間密切相關，相同的聲音，我們會賦予不同的情緒和含義。如果剛剛兒子打來電話說，他考試得了第一名，馬上要回家，門鈴的聲音帶來的是喜悅；如果剛剛和鄰居電話吵完架，門鈴的聲音帶來的是憤怒。耳鳴做為一種聲音感受，它和情緒系統之間有千絲萬縷的聯繫。

後面提到阿控門，大家就會更加瞭解，有些輕微的耳鳴信號，阿控門可以關掉，而我們感受不到。但是當情緒系統失控，或者阿控門失控時，耳鳴信號就會從阿控門出來，我們也就感知到了。

所以過敏的大腦影響聽覺系統會引起急性耳鳴，影響情緒系統也會出現急性耳鳴，因此，耳鳴比耳聾還要複雜，不僅是聽覺系統的警報器，也是大腦裡其他區域的警報器，真的是名副其實的「身體的警鈴」。

更年期耳鳴、睡眠呼吸中止症耳鳴、焦慮症耳鳴

二〇一四年耳鳴觀念進入四點零時期，我開始提倡耳鳴的文藝復興。強調更年期、睡眠呼吸中止症以及焦慮症（情緒障礙）是難治性慢性耳鳴之三大區塊。

停經是一種生命現象，是一個在進化中被忽略的狀態，在人類漫長的歷史中，停經成為一種普遍現象則是近七十年左右的事，是現代人類壽命逐漸延長的產物。隨著卵巢功能降低，更年期婦女身體將發生一系列生理和心理的改變，百分之五十到七十的更年期婦女會出現涉及多個系統的多種停經相關症狀。這是指由於女性荷爾蒙濃度波動或下降所致的迷走神經功能紊亂和心理神經症狀，主要

表現為熱潮紅、出汗、易怒或憂鬱、胸悶、心悸、睡眠週期的改變（易醒）、注意力不集中、肌肉關節疼痛和血壓波動等一百多種症狀，耳鳴也是更年期症候群的表現之一。有些人有出汗、熱潮紅，有些人沒有，僅僅睡不好、情緒焦躁、耳鳴、喉嚨有異物感，做了很多檢查，都沒有大的問題，吃了鎮靜劑，還是睡不好。即使睡著了，也感覺睡得不踏實、夢境連連，醒來後心情、情緒自然不好。我嘗試著給予這些患者女性荷爾蒙治療，睡眠改善效果非常好，而且有些患者的耳鳴、暈眩幾乎和睡眠同時好轉，一併消失了。

但是，不是所有的更年期女生都有耳鳴，於是我和團隊做了一些觀察和研究發現，年輕時曾經有過頭痛的女生，更年期出現耳鳴的機會高很多；而年輕時沒有頭痛的更年期女生，雖然睡眠也不好，但是耳鳴出現得不多。所以，過敏的大腦是耳鳴發生的重要基礎，這些女生在年輕時可能出現頭痛、暈車，年齡大一些，就會出現暈眩、耳鳴。可能是主管頭痛的三叉神經腦區，年輕時受了太多刺激，逐漸形成疤痕，曾經受傷的地方成為最堅強的地方，不會再有反應，也就不會發病了；而平衡系統和聽覺系統做為大腦的耗能大戶，可能會逐漸出現症狀。

睡眠呼吸中止症和耳鳴的關係，更加容易理解。當進入作夢期，只有精神處於活躍的狀態，身體和肌肉都處於放鬆的狀態，肌肉鬆弛、舌根後墜，這時是呼吸道最狹窄的時候，也是肌肉力量最弱的時候，因此也是呼吸中止最嚴重的時候。所以，呼吸中止的患者會多次在作夢期醒來，他們的夢作得都不完整、不美麗，大腦的排毒做得不夠好，腦內堆積的蛋白垃圾來不及清理，過敏的大腦就會引起發炎反應，病人會有昏沉感，也會警鈴大作——出現耳鳴。

焦慮症的患者普遍睡眠不好。睡眠雖然是自然的事，但是睡眠和吃飯喝水不一樣，餓了自然想吃飯，而且食欲很好，可以吃下比平時分量多的飯；但是很睏了，卻不一定能睡著。因為還有清醒系統來制約睡眠系統，只有人體偵測到一切安全的前提下，才會啟動睡眠系統，如果偵測到任何危險，就會阻止睡眠、提高精神來應對風險。焦慮的人，清醒系統一直很緊張，不停地提醒大腦有危險，大腦也分不清到底是因為周圍有老虎出現所以危險，還是因為升職不順利有壓力，反正只要有壓力，就要求身體處於備戰狀態，無法安心睡覺。處於備戰狀態的腦細胞更加活躍，產生的垃圾更多；而睡眠不好，垃圾越堆越多，就會出現各種問題。耳鳴應該是最恰當的提醒，因為如果這個戰備的時刻，大腦以暈眩和嚴重的頭痛做為提醒，就太不合時宜了。所以大腦也是非常聰明，權衡輕重後，決定選擇最溫柔的耳鳴做提醒。

難治性聽力損失和慢性耳鳴

門診中好多病人會說，他們經常耳聾、耳鳴，有時工作比較忙，來不及看醫生，幾天就自己好了。但是也有一些病人，因為一次突發性耳聾後耳朵就再沒有恢復到正常，是不是很不公平？

內耳裡面也是一個小社會，充滿著細胞和神經，它們就像水稻生長在水裡，這些細胞神經生活也是生活在淋巴液中。種水稻我們需要關注水的成分和營養情況，內耳也是同樣的道理，內淋巴液成分也決定了內耳這些細胞的神經是否健康。當炎症後產生的一系列變化影響淋巴液時，就可能造成內耳的病變。但是你可以想像它是一池水，如果迴圈得特別快、特別流暢，或者我們給了點藥，即使進去一點髒東西，很快也就乾淨了，也就是細胞神經可能昏迷幾天，不過很快就恢復了。如果內耳原本就存在一些沒有察覺的病變，本來就是一個非常脆弱的平衡，這時你加了一把火，儘管可能只是很小的一把火，這個平衡就會被打破，再恢復起來就比較困難。

所以，如果啟動力量不是非常強，內耳原本功能也比較良好，有一定的儲備能力，這時痊癒的機會就會比較大。但是因為存在這幾方面的風險，所以我們也可以看到，雖然低頻率耳聾大部分都痊癒了，但是有小部分患者卻怎麼都治不好，搞得醫生和患者都有不甘心的感覺，努力使用各種方式治療，這時患者的過度焦慮、加上各種過度治療，甚至內耳注入藥劑等可能造成二次傷害的治療，不僅對恢復幫忙不大，反而阻礙內耳功能的恢復。再加上過多的治療，引起過度的焦慮、恐慌，反而加重大腦的過敏，使聽力更加難以恢復。

耳蝸性偏頭痛男性居多，前庭性偏頭痛女性居多

為什麼耳蝸性偏頭痛和前庭性偏頭痛會有這樣的性別差異呢？主要原因是女性荷爾蒙對聽力有保護作用。研究發現，剛出生的嬰兒中，女嬰的聽覺功能更靈敏，患有特納氏綜合症（Tuner syndrome）的女嬰先天卵巢功能不足，這些患兒的聽力和男嬰就沒有差別。而且也有研究表明，女性聽力會隨著月經週期變化，所以有些女性感覺月經前期總是有點聽不清楚，就是這個道理。女性荷爾蒙除了對女性聽力先天有保護，還可以防止雜訊和年齡增加引起的聽覺系統損害。

而男性，一方面先天沒有女性荷爾蒙的保護，另一方面從遠古

到現在都是戶外活動居多，接受雜訊和各種損傷的機會比較多，這點在流行病學中也得到一定的證實：隨著年齡的增長，人類的聽力都會有所退化，就和皺紋、老年斑一樣，我們把這叫做年齡相關的聽力損失，一般雙側是基本對稱的。流行病學研究顯示，女性幾乎在每個年齡階段都會較男性高頻聽力好，男性三十歲以後開始出現年齡相關的聽力下降，而女性則從五十歲開始才會出現年齡相關的聽力下降，正好和停經年齡吻合，這或許和女性荷爾蒙對聽力的保護作用有關。研究進一步顯示，停經後零到四年，左耳高頻聽力平均每年下降〇．九到一．五分貝／年，停經後五到七年，右耳每年聽力下降一．一到一．五分貝／年，八到十三年每年雙耳下降〇．七到一．一分貝／年。七十到八十歲後，性別對聽力的影響逐漸下降。似乎在停經的早期，女性荷爾蒙的保護作用變弱，但是依然存在。我們的聽覺中樞在大腦左側，管右側耳朵的聽力，所以右側耳朵對我們來說是優勢耳，因此，在女性荷爾蒙保護能力下降的早期，右側耳朵還被女性荷爾蒙殘餘的功能努力保護著，停經八到十年後，這種保護作用就真的消失了，於是兩隻耳朵聽力下降的程度就會一樣了。真的應了那句調侃女性的話：「七十歲以後，女人就是男人了。」

男性一方面聽力系統比較薄弱，另一方面前庭系統比較堅強，因為遠古時男性就是在叢林裡奔跑打獵，而現在不管是工作還是娛樂，仍然是男性戶外活動較女性多很多，因此男女植入的基因密碼不同，男性的平衡系統比較堅強，抗損傷的能力比較強，發病機會也就少一些。所以可以這樣說，雖然目前的流行病學研究顯示女性偏頭痛是男性發病的五倍，但是實際上可能差別沒有那麼大。只是擁有「過敏的大腦」的女性更多表現在頭痛上，更符合現在的診斷標準而已。

Chapter4
情緒系統重感冒

焦慮症和過敏的杏仁核

大家都聽過也想像過一見鍾情，覺得應該是世界最美妙的事情，可是我有一個朋友，在遇到自己的 Miss Right 時，前三次的約會都是以緊張性腹瀉匆匆結束！每次見面幾分鐘，都要去洗手間……這段戀愛常常被我們當笑話一樣提起，笑過之餘，大家也悟出了一點道理，也許一見鍾情並不像我們想的那樣美妙。當真實的情感一觸即發，我們可能會顫抖、會緊張、會語無倫次、會破壞氣氛。可是，正因為一顆真心，才會讓我們總是漏洞百出，也讓我們一生難忘。

焦慮和緊張是人類正常的情感，如果第二天要考試了，或者要公開場合演講，或者舉行婚禮，孩子出生……這些都會引起我們一定的焦慮，這是正常的。事件過去之後，我們吐出一口氣，馬上放鬆下來，就像我的同事，他和女朋友感情穩定之後，逐漸地腹瀉就消失了。但是有一種類型的人，他們很難放鬆下來，一次事件，會導致一個長久的焦慮。

為什麼會出現這種情況？這類患者本身比較容易焦慮。人類的大腦分為三部分，第一部分是原始大腦，負責呼吸、心跳這些生命現象，第二部分為情緒大腦，二十四小時無休，對外界刺激給予相應的情緒反應，看到一隻老鼠，自然會心跳加快，緊張，但是看到一隻小貓，心裡就完全不緊張，情緒系統也是維持生命存活的機轉，所謂「fight or flight」。第三部分是智慧大腦，只有人類和高級哺乳類動物才有，它讓我們能夠升上太空，也讓我們學會了說謊。

情緒系統做為大腦的一部分，當大腦處於高度敏感狀態時，它也難以免除，很多研究顯示，偏頭痛患者伴發焦慮憂鬱症者高達百分之六十。正是這種恐慌的大腦，才使得頭痛、暈眩、耳鳴的症狀更加加重，形成惡性循環。其實我們也有這樣的體驗，當我們遇到煩心難以解決的事情時，會說「都要頭痛了」，而頭痛發生時，又會感到莫名的煩躁，這些也從另一方面提示我們頭痛和焦慮情緒之間有密切聯繫。

但是恐慌的大腦不是讓這些症狀加重的啟動因素，而同樣也是過敏的大腦波及的受災戶。所以有些恐慌症的患者，可能也是偏頭痛的一種特殊情緒表現，而且確實近幾年精神科也在積極尋找物質基礎，認為炎症可能是精神疾病重要的發病因素之一。所以對待這些患者，不要輕易將他們關入精神科的牢獄，他們會感到非常無助和無望，而是應該積極尋找最根本的原因——過敏的大腦。

自律神經失調與失控的下視丘

頭痛、暈眩、全身疼痛、身體不適、胃腸功能紊亂、心慌、氣虛、胸悶、胸痛、頻尿、尿急、全身乏力、沒精神……如果你對著醫生講述自己有這些症狀，很多醫生的反應或許是這個患者有心理疾病，因為教科書也是這樣教導我們，隨著身體症狀和涉及器官越多，心理因素參與的成分也越多。

擁有以上兩個症狀的患者，百分之二有情緒障礙；有九個以上的症狀，百分之六十有情緒障礙，每增加任何一個症狀，患者有情緒障礙的機率就增加一倍，這也稱為自律神經失調。

但是前面講過，偏頭痛的患者確實多伴隨著恐慌的大腦，再加上偏頭痛原本就會有各種各樣的症狀表現，如果對它沒有很好的理解，很容易引發出自律神經失調的各種症狀。

此外，由於下視丘控制自律神經系統，因此大腦的炎症反應如果影響到下視丘，就容易導致自律神經失調。

誰來控制過敏的大腦？

我們的情緒系統是非常靈敏的，上一秒我們還在悠閒地散步，下一秒聽到汽車喇叭聲，就會馬上做出躲避的反應，這種靈敏性是保護身體的重要機制。但是也正是它太靈敏了，於是就非常善變，這一秒我們還心情舒暢，下一秒因為不小心跌了一跤心情立即變差。這點對於過敏的大腦尤其明顯。他們遇到一點小事就會引發明顯的情緒波動，感覺就像炸藥，一點就著。

為了避免這種過度的情緒波動對人體造成的傷害，人類在進化中擁有了前額葉這樣高級的皮層，這個人類才有的智慧大腦，對情緒系統可以發揮調整的作用，它是人類靈性所在，是道德心、同理心、慈悲心所在。無數的研究都證實，前額葉和情緒系統之間有著密切的迴路聯繫，共同管理我們的情緒和決策。邊緣系統比較本能，看到垃圾食品就想吃；前額葉比較注重長遠的利益，所以會告訴你：不要吃，對身體不好。情緒系統的功能從出生就有，是本能反應，但是前額葉的功能是隨著每個人的經歷逐漸發育和完善的，是可以學習和改變的。

Chapter5
阿控門——
大腦的強力濾波站

暈眩的代償系統

在很久以前，我們的祖先和獅子老虎一起生活在叢林中，如果暈眩了一直起不來，不能迅速地逃跑躲避風險，就很有可能會被獅子老虎吃掉，在這種生死攸關的嚴峻形勢下鍛鍊了，也逐漸進化了我們的平衡功能。那時的祖先也沒有那麼多種多樣的止暈藥，他們或者奔跑，或者被老虎吃掉，於是在奔跑中暈眩逐漸好轉，這也是身體給我們的一個重要的修復功能，就是平衡的代償功能。現在醫療保健逐漸完善，生活水準提高了，大家對疾病更重視，一旦暈眩趕緊休息，任何動作都慢慢的、輕輕的，而且吃很多藥，這些對於暈眩的過度治療反而阻礙了正常的平衡代償功能，阻礙了暈眩的好轉。

每次在演講中談到「暈眩的診療」，我的開場白常常是：首先，我要說明暈眩治療最常犯的五種錯誤。第一：暈眩的病人不能給止暈藥……

講這句話時，總讓我想起一九九一年，我在哈佛大學醫學院附屬麻省總醫院當神經耳科研究員時，跟隨 **Dr. Barber** 看暈眩特診的情形。

初春，查理士河依然一片皚皚白雪，從診間可以遙望對岸的麻省理工學院，這個畫面也一直停留在我的腦海。我還記得，上下午只約了八位病人，最後一位看完，教授又和我討論了一個鐘頭，結束時已經晚上七點。八位病人，只有一位有開藥，而且只開一顆……沒想到，年輕時候的所看、所學、所聽，會影響一個人一輩子的行醫風格。

可是現在的醫生給病人太多藥物了，他覺得暈眩，「喔！好的，給你止暈藥」；他說耳鳴、睡不著，「喔，好的，給你鎮靜劑」；他說頭痛，「喔，好的，給你止痛藥」。暈眩症常常是大腦過敏反應引起一側內耳平衡器故障，這時需要正常的健側平衡器更加用力，加上平衡中樞啟動危機代償機制，才可調整並重新建立新的平衡。吃了止暈藥將健側平衡器關掉，當然會越吃越暈。千萬要記住，暈眩病人不能長期吃止暈藥。

還有就是降血壓藥，病人最怕兩件事，一是中風後癱瘓了，生活不能自理，不僅沒有生活品質，還會拖累家人；另一件事就是失智了，忘記自己是誰，忘記一切回憶，這也是非常可怕的事情。正是因為太怕中風，有些人對血壓進行嚴密的監測，稍有風吹草動就趕緊吃降血壓藥。其實身體是很強大的智慧型電腦機器，會根據你的年齡、身材、血管等等情況計算出你的血壓該是多少。因此，你強行每日降壓一定要有足夠的理由和證據。血壓低引發的缺血性腦中風比高血壓引起的出血性中風多出數倍吧。而且絕大多數暈眩、耳鳴、頭痛、焦慮以及自律神經失調的病人都是低血壓體質，因此更不應該吃降血壓藥。

我常常在診間的電腦前無奈地望著病人，想著：我也可以右手食指按一下，讓你拿三個月的連續處方，吃下好幾斤的藥。何苦每回都講到自己很生氣，病人還不能理解，總覺得沒有拿藥就等於沒有看病。人類，還真的很會用數字來捆綁自己，或者說用數字來制約病人。

大部分暈眩藥物都不是非常必要的，很多暈眩或者比如耳石症，簡單的物理治療，或者積極鼓勵病人進行復健治療，也就足夠了。

耳鳴的開關——阿控門

在我們的大腦中，有這樣一個神奇的部位，它是高級大腦的警衛，掌管什麼樣的資訊要讓大腦知道，什麼樣的資訊不上報。它還能讓我們感到滿足，願意繼續重複做一件事，所有的癮君子和工作狂幾乎都和這裡有關，這個「亦正亦邪」，讓人「又愛又恨」的部位我給它起了一個名字，叫做阿控門。

這是位於中腦的一個複雜廣泛的區域，它的下面是腦幹，也是原始大腦，是掌管呼吸、心跳等生命中樞，是所有哺乳類、兩棲類都有的生命中樞；它的上面則是新大腦，也是智慧大腦，只有高級哺乳類動物才有的。新大腦給我們很多智慧，位於中間的阿控門系統，則和我們的情緒大腦緊密相連，對外界刺激產生本能的、不能撒謊的反應。阿控門主要包括腹內側前額葉和伏隔核以及杏仁核等邊緣系統，而伏隔核的英文名詞是「Nucleus accumbens」，直譯阿控門，而且阿控門既能展現警衛的作用，又能表現控制的含義，應該是最貼切不過的。下面我們就詳細講講阿控門的這兩個重要作用機制，以及它如何將耳鳴關住，什麼時候又會將耳鳴釋放出來。

快樂中樞如何關掉你的焦慮？

快樂中樞阿控門可以制衡興奮的杏仁核，將焦慮關掉。

阿控門是高級大腦重要的警衛。每天那麼多資訊，如果所有的資訊都全部傳入高級皮層，我們的大腦一定會被「燒壞」。無關痛癢、稀鬆平常的事不用勞煩大腦，到底什麼樣的資訊有價值，需要大腦感知；什麼樣的資訊可以視而不見、充耳不聞，這些都需要阿控門進行衡量，上行到大腦感覺信號（電波）都會在這裡加工、修剪、過濾，所以這裡就是感覺信號的「濾波器」。

比如我們在裝修新房，需要選擇窗簾，這時選擇窗簾就是一個很重要的任務。每到一個窗簾店，看到一款窗簾，警衛都要上報給大腦，大腦就要分析、判斷、比較、選擇，最後終於把一款最喜歡的窗簾抱回家。安裝到自己家裡以後，第一天眼睛告訴阿控門，這裡有一個淡黃色條紋的窗簾，會感覺心裡美美的；第二天，還是美美的……第三天、第四天到二十次、一百次時，大腦覺得這個資訊真的沒有任何危險和價值，很有眼力的警衛再接收到眼睛上報的這個資訊，就自己壓下了。所以即使眼睛還是看見了窗簾，我們壓根兒不會注意到窗簾，大腦也根本就不會往窗簾上想。

但是如果有一天，臥室換了新的花色的窗簾，這時阿控門又會把這條資訊傳遞給大腦定奪。這是以視覺資訊做了舉例，其實對所有資訊都是如此，包括聽覺、觸覺、嗅覺、味覺。所以有了充耳不聞、視而不見、置若罔聞這些成語，是我們變得麻木了嗎？不是，是因為大腦每天接觸的資訊量真的太大了，這也是大腦自我保護、節省能源的一種機轉。

我們再來分析一下狀態正常的阿控門接觸的資訊，以及如何衡量訊息的價值。在阿控門看來，進來的資訊分了很多等級，等級很高的，第一時間放行，我們把這些叫做最有價值的資訊，價值等級越高，啟動的腦區就會越多，就會更有行動力。有價值的資訊主要有兩類，一類是可能危害安全的資訊，比如恐怖的喊聲；一類是引起愉悅感的資訊，因為人都有享樂的本能，所以美好的回憶我們會下意識的反覆回憶；但是痛苦的回憶會有意迴避，甚至還有了創傷性失憶這樣的疾病。

聲音在我們的生存環境中非常重要，不僅可以有很多安全警示，而且它的交流對於人類的生存和發展意義更加重大。研究顯示，媽媽的聲音對孩子們的大腦而言，有非比尋常的影響。在一九八〇年的一個經典行為學實驗中，研究者利用一種能夠感應壓力的奶嘴監測新生兒的吮吸動作，當出現連續快速吮吸動作時，便為他們播放母親朗誦故事的磁帶。這批出生剛一天的小嬰兒們很快掌握了其中的竅門，快速吮吸次數明顯上升，為了聽到媽媽的聲音，不惜使出吃奶的力氣。更令研究者們驚訝的是，大腦對母親聲音的特別反應可不只是在這些與語音信號處理直接相關的腦區，包括負責情感控制的杏仁核、負責衡量刺激價值的阿控門區域，以及判斷刺激顯著性的前腦島和前扣帶回，所有這些腦區構成了一個複雜的神經網路，在母親聲音的激發下變得活躍起來。如此興師動眾的神經網路啟動似乎是留給媽媽的專屬待遇。與自然聲音相比，陌生女性的聲音更能啟動少數幾個區域。

但是媽媽們也不要過度開心，這些研究都是針對小嬰兒或者孩童的，在嬰幼兒發育的過程中，媽媽聲音的作用不言而喻，既能安撫情緒、緩解壓力，也能引導孩子們進行語言學習、開展社交活動。大腦將母親的聲音識別為「具有重要價值的信號」，並以促進各腦區的同步活動，強化大腦對母親聲音的深度加工。這也是孩子最需要媽媽的時期。因此，啟動了阿控門的快樂中樞，有了愛、有了安全感之後就可以相對將焦慮的杏仁核關掉，沉浸在幸福感中。

阿控門的狀態和什麼有關？

如果我們把阿控門想像成警衛，最近幾天突擊檢查，甚至有消息可能會有特殊事件發生，在這樣緊張的情勢下，他們就會非常小心，一有風吹草動馬上高度緊張、草木皆兵，平時可能只是看一眼的隨身小包包，這時也必須要經過掃描器反覆檢查。所以情緒緊張、焦慮時，一些可能平時無關緊要的情況也被當作大事回報了。還有，哪天警衛因為前一天睡眠的時間太少了，精力不夠，就有可能出現暫時「頭腦短路」的情況，造成判斷失誤，回報沒有價值的資訊。阿控門就是我們大腦裡的警衛，它的狀態也沒有那麼穩定，阿控門功能是被4D控制的，主要包括睡眠、情緒、壓力系統以及注意迴路（Attention circuit）。

除了阿控門的狀態，大腦也有自己的狀態，偏頭痛的大腦是過敏的大腦，好比這個總司令也有些神經質，這就比較麻煩了。當然「過敏的大腦」的阿控門也不會特別正常，但是當總司令的判斷力有一定的偏差，這樣出問題的機會就更大了。

針對前面的例子，我想告訴大家幾個事實。第一，阿控門警衛是掌管所有資訊的警衛，阿控門並不只是和聽覺資訊有關。第二，阿控門在判斷資訊等級方面有自己的尺度，來衡量什麼樣的資訊上報，什麼樣的資訊壓下。第三，阿控門的尺度是不斷變化的，不同時間、不同心情下，同樣的資訊引起的阿控門和大腦的注意度可能完全不同。第四，阿控門的狀態也不是一直那麼穩定，也有波動的時候，它的狀態是被4D控制的，狀況不好的時候，就很容易判斷失誤。

阿控門對耳鳴的處理

耳鳴做為一種不正常的聲音信號，阿控門處理起來就要不斷地衡量了。比如突發性耳聾剛剛發生時，這時一側耳朵的聲音突然出現明顯的變化，這個變化對阿控門來說，是頭號大事，必須馬上報告司令部，一邊的聲音突然少了，這可怎麼得了，而且它一時也分不清聲音信號和耳鳴信號，所以統統回報，於是百分之九十的突發性耳聾病人都出現了耳鳴。半年後，部分病人聽力完全恢復了或者沒有恢復，但這時阿控門可以分清楚哪個是耳鳴信號、哪個是聲音信號，而且大腦接觸了很多次耳鳴信號後，發現這個信號也沒什麼變化，就是聽覺系統遭受創傷後，留下了一個疤痕，沒有任何危險，沒必要一直注意它。貼心的警衛馬上瞭解了大腦的心思，開始逐漸對耳鳴信號攔截，慢慢地，耳鳴就不傳遞到大腦，我們也就感知不到了，也就是有「聽」沒有「見」了。大腦作這個判斷是很謹慎的，所以這個過程不是一天、兩天，一般要一年左右。所以，不管醫生還是病人自己，都要給阿控門足夠的時間，不要太過著急。

因為著急、焦慮，阿控門的狀態就會受影響，也就跟著緊張，就會把小事放大。阿控門也是，如果它一直告訴大腦，這個有問題、那個有問題，大腦也不敢掉以輕心，畢竟警衛就是大腦的耳目。所以有句話說：「閻王好見，小鬼難纏。」很有道理。在耳鳴中，一定要讓阿控門保持在良好的狀態，這樣它給大腦提供的資訊才會是準確的。

一位七十二歲、從美國回來的女醫師，典型的右側梅尼爾氏病發病十六年了。前五年陣發性暈眩頻繁，聽力損失穩定後的六年只偶爾暈眩發作一、兩次，五年前就完全停止發作了。右耳聽損依舊，但是右耳耳鳴完全停止五年了，所以她的阿控門已經將耳鳴關掉了。她不是特例，上週和她一起追蹤的兩位男性罹患第四期梅尼爾氏病，耳鳴也都關掉了。

然而，如果你是梅尼爾氏病仍在暈眩發作期的五到十年內，如這位七十二歲女醫師的中年時期，好的阿控門反而不會將保護身體的耳鳴系統關掉，以免暈眩發作時沒有預警系統保護。等到暈眩威脅徹底離去了，耳鳴就可以關掉了。

阿控門和大腦的獎賞機制

國外曾經發生眾多明星吸毒而產生的監獄風雲事件。有人會問，為什麼他們什麼都有，還要吸毒？為什麼吸了一次之後，那麼難戒掉？

在心理學中，有這樣一個現象：當我們成功作出某一決策後，如果被證實正確，並產生了好的結果，大腦會向負責決策的區域發送「獎賞」信號，這會促進人的認知能力進一步提升，形成良性迴圈，也被稱作「獎賞效應」。人之所以進化出這個獎賞機制，就是因為這些事情可以讓人更好地繁衍下去，所以通過獎賞迴路來鼓勵人類物種繼續存活。

科學家發現，決定動物行為的不是大腦，而是大腦裡的各種神經傳導物質濃度。人腦中會分泌多種能讓人感到快樂、安全和成就感的物質，這些物質統稱為「快樂素」（Happiness Hormone），其中的傑出代表有「四大法寶」，產生快感的「多巴胺」（Dopamine），帶來激情的「去甲腎上腺素」（Norepinephrine），負責取悅和鎮痛的「腦內啡」（Endophin），還有協助我們戰勝困難的「催產素」（Oxytocin）。

多巴胺是獎賞機制中最重要的神經傳導物質，獎賞機制在進化上的意義，在於促使你做一切能有利你的基因延續的事情。通常情況下，快樂素的釋放濃度很低，維持我們心情平靜。只有當我們完成了預設目標，做為獎勵，大腦才會增加快樂素的分泌，釋放的多巴胺進入伏隔核，也就是阿控門，會引起愉悅、欣喜的體驗，讓人感受到滿足和成功的喜悅，促使我們不停地去做，所以阿控門也是成癮的中樞。

在人類獎賞機制中最優先包括食物、性、愛、友情和新奇（novelty），這些我們叫做「自然強化物」（natural reinforcers）。對食物的渴求和性愛是人生來的本能，性刺激和高潮則是大自然能夠提供給你的獎賞機制中最大單一劑量的多巴胺釋放。原始的獎賞機制促使你做一切事情，使得你能生存並把基因傳給下一代。人性除了生存最重要，其次就是追求快樂、逃避痛苦，所以這些帶來快樂體驗的吃美食、穿新衣、住大房子、開好車子，就促使我們想不停地得到，不停地感受這種愉悅。

其實我們不是對食物、對性、對新車、對新電影上癮，而是對它們帶來的多巴胺上癮了，所有新事物的刺激感都會隨著多巴胺下降而消失，電影仍然是那個電影，女朋友還是那個女朋友，可是體內對他們的多巴胺下降了，於是興趣也就逐漸減少了。實驗中，雄鼠的大腦對現在那隻雌鼠釋放的多巴胺越來越少了，但是當新雌鼠出現，它就會急升。這是否聽起來很熟悉？

阿控門的成癮性和耳鳴

使人成癮的香菸、毒品、遊戲、網路、網路色情也是如此，這些都會促進體內多巴胺的釋放，而且釋放得更多更快。其中毒品能直接刺激人的獎賞機制，帶來愉悅感，據說它帶來的快感比性愛高很多倍，並有非常高的成癮性，所以一旦成癮便很難戒斷。

由此我們可以想像阿控門承受的壓力，如此大量的多巴胺突然在阿控門釋放，估計它也很難承受住這種刺激吧。即使是鎮靜劑這種長期的、低量的刺激，阿控門也會受到影響。所以不管食物、藥物、毒品上癮的人群，阿控門的功能都不會正常，基本上也處於崩潰邊緣。那麼它怎能好好地勝任警衛的工作？它又怎麼能正確判斷不同時期耳鳴信號的價值？很多耳鳴病人睡眠狀況不好，所以醫生會給他們處方鎮靜劑，而且長期服用。從上面的解說不難理解，這些耳鳴患者只有把鎮靜劑停掉，恢復阿控門的正常功能，它才能夠正確判斷耳鳴信號的價值，才可以把耳鳴關住。並且許多安眠藥和鎮靜劑長期使用會破壞睡眠結構，使得作夢期縮短，從而影響大腦清除核廢料，造成大腦發炎的反應。睡眠系統的當機就更是「雪上加霜」了。

阿控門是可以訓練的

今天我也想透過這個事件，讓大家瞭解到，我們其實可以利用大腦的「獎賞」機制，在不依靠尼古丁、酒精、毒品等這些對身體帶來副作用的刺激物下，用其他能產生多巴胺的物質，讓人產生愉悅感。人一旦對某件事產生愉快的經歷，就能順其自然地繼續重複做好某件事。我們看到很多工作狂、資優生，他們熱愛工作，熱愛學習，就是因為他們在工作學習中獲得了足夠強度的快感。古人有句話：「書中自有黃金屋，書中自有顏如玉。」如果讀書真有這樣的快感和滿足感，對工作、學習的熱情可能很難擋得住啊！當一個孩子不能在學業上形成一種獎賞機制的迴路，那麼他每天需要上十個小時的學校幾乎是煎熬；如果能建立很好的獎勵迴路，他們就會享受到學習的樂趣，自然願意學下去。在學習的路上不能預設過高的目標，每次挑戰如果都以失敗告終，就建立不了良好的獎勵機制，更加不願意去行動。擅長挑戰的人，知道如何去分解目標，從小目標開始鍛鍊自己，然後逐步升級去挑戰大目標，這樣一來，一路上都能收到大腦的獎賞機制回應，而感到快樂。

然而，阿控門也不太可能一直用多巴胺的刺激來維持穩定狀態。最好的阿控門控制需要來自前額葉的巨大的安定力。因此，修行、慈悲心、同理心、行善等等宗教信仰，可以成為最穩定的「阿控門的電源」，這也是正念療法（Mindfulness）可以輔助治療耳鳴的原理所在。

所以愛的解剖位置在哪裡？

大體解剖

冬天懷著淒冷的心情在窗外窺望
一群白色實驗衣的醫學生
面對著一具失去了名姓的女屍
一刀一刀地剖解
對照著彩色的圖譜
用力背誦福馬林氣味的名詞
十二對腦神經果然蜿蜒如教科書的敘述
眼球運動由六條肌肉控制
三半規管中零點七西西的淋巴液
維持了人類的平衡與穩定

原文的教科書還說：迷走的神經藉著分泌乙醯膽胺
傳遞饑餓、憤怒、痛苦和欲望……
黑暗冷凍之後　失色的血管仍然死命地捆綁住軀體
一切恒以原理解釋
並且這些學習將是日後診斷苦難疾病的基礎
春天懷著花朵的心情在窗外等待
當鋸開頭顱，取出大腦的左右半球
教授宣布：本學期的課程到此結束
卻有一個人緩緩舉手發問：
但……但是，「愛」的解剖位置在哪裡？
沒有親眼見過
教授
……我們如何背誦？

Chapter6

帶你走出
暈眩、耳鳴和焦慮的迷宮

睡眠與排毒

睡眠應該是很自然的事情，只是被干擾了，才會出現失眠。有很多失眠的患者，他們通常都是最認真負責、最在乎自己表現的一群人，很努力地要去找出躲藏的睡眠。他們會因為一個晚上睡不好而整天懊惱不已，也會為了多得到一點點的睡眠而犧牲清醒時的生活品質。其實只要瞭解睡眠的原理，它可能自然就會恢復，這也是睡眠的行為治療中最重要的一環。

好的睡眠是睡眠系統、清醒系統和生理時鐘三者協調運作的結果。

失眠的第一個原因可能就是睡眠驅動力不足。睡眠系統對每個人來說基本上是恆定的，就像每個人有自己的食量一樣，因此白天睡得太多，晚上自然就不好入睡，叫做驅動力不夠；另外，白天活動太少，也會影響睡眠的驅動力，只有一定程度的勞累，才需要睡眠進行修復。

第二個原因就是生理時鐘失調。科學家們做過一個實驗，把人關在一個黑暗的房間裡，沒有光線，沒有時鐘，也沒有電視，沒有任何可以猜測外在時間的線索，餓了就吃，想睡就睡，發現他們的生理時鐘大約是二十五個小時，所以說我們的生理時鐘有一個逐漸往後延遲的自然傾向。但是為什麼是二十四小時呢？這就和光照有關，另外日光燈、電腦、手機這些藍光也可能影響我們的生理時鐘，所以晚上八點後不要再接觸這些光線刺激，會有助於我們的睡眠。

第三個也是最重要的，就是清醒系統。遠古時候，為了防止夜間被動物掠食，所以一旦偵測到危險的信號，就不敢入睡，否則這個物種就可能滅亡了。現代人雖然沒有了生存的危機，但是過度的焦慮和緊張，哪怕只是擔心睡不著覺，不管什麼壓力，大腦只要偵測到壓力，就會啟動這個清醒系統，干擾睡眠。

有人會說，誰這一生沒有一些重要時刻，緊張到睡不著？是的，誰都會有，但是為什麼不是所有的人都會慢性失眠呢？

失眠的 3P 模式

科學家提出了失眠的 3P 模式，分別是失眠的前置因素、(Predisposing factor)、誘發因素(Precipitating factor)和持續因素(Perpetuating factor)。

前置因素決定了我們是否是容易有失眠問題的人，但不見得會造成長期的失眠，這點應該和遺傳有一定的關係，睡眠混亂和失眠也有家族傾向性。相對於異卵雙生子，失眠的患病率在同卵雙生子中更高；與普通人群相比，在一級親屬的家庭成員中更高。

這種關係有多大程度上通過遺傳的易感性，透過觀察父母的睡眠模式，或做為其他精神病理的副產物來傳遞，尚不清楚。另外性別也有一定的關係，與男性相比，在女性患者中，失眠是更常見的主訴，首次發病經常與孩子的出生或停經期有關。還有擁有「過敏的大腦」的人，有著比一般人更加恐慌的大腦，因此是特別有失眠體質的一群人。

誘發因素，就是是家裡突然發生了一個重大事件，或者是出國、出差、上夜班，這些都是誘發因素。這些誘發因素人人都會遇到，但是有失眠體質的人，遇到就容易誘發失眠；而沒有失眠體質的人，雖然經常上夜班、時差顛倒，但還是很容易倒頭就睡。我們可以把它叫做「事件性失眠」，當事件過去了，大部分人的失眠現象也就逐漸消失了。

但是有一部分人，還有失眠的持續因素讓短暫的失眠成為長期的失眠。短暫的失眠如何影響成為長期的失眠因素呢？可能是前面提到的那些認識不足，或者是睡眠行為不對等等；另外有過敏的大腦的人，除了是失眠的體質，也是容易變為持續失眠的一群人。

正是睡眠影響的因素很多，因此失眠的人口非常龐大。一般人群中，約三分之一的成年人有失眠的症狀，其中百分之十到十五的個體表現出有關的日間功能損害，而百分之六到十的個體符合失眠障礙的診斷標準。在所有的睡眠障礙中，失眠障礙最為常見。根據二〇〇七年臺灣睡眠醫學學會電訪調查及二〇〇六年相關權威機構公佈資料顯示：臺灣地區幾乎有四分之一到三分之一的人口有睡眠障礙，以比較嚴謹的標準來看：一星期有三天以上，晚上有入睡困難，時睡時醒，或者清晨早醒，也有百分之四到六的人群患有失眠。老年人失眠的比例更高，可以達到百分之十到十二。

過敏的大腦引起失眠

在容易失眠的易感體質和慢性失眠的個體中，過敏的大腦是非常重要的原因之一。失眠的時候，大腦的「核廢料」不能排除乾淨，於是就累積在大腦裡，這些對大腦來說是一些異物，積累多了，就會對這些「核廢料」產生炎症反應，波及到不同的腦區，產生不同的症狀。如果波及到情緒系統，就可能產生一個「恐慌的大腦」。而恐慌的大腦因為做了太多工作，又會產生過多的蛋白廢料，大腦的炎症反應會更加嚴重。大腦會變得更加恐慌，睡眠的清醒系統會更加靈敏，因此難以入睡。恐慌的大腦和失眠的大腦可能都是由過敏的大腦引起，但是又互相影響，惡性循環下去。研究證實：百分之四十到五十有失眠的個體存在共病的精神障礙。

失眠有不同的表現，可以發生在睡眠期間的不同階段。其中最主要的有三種類型：睡眠起始失眠（或初始失眠）表現為入睡困難；睡眠維持失眠（或中間失眠）表現為整晚頻繁清醒或長時間清醒；晚期失眠涉及清晨早醒而無法再返回到入睡狀態。儘管這些症狀的組合是常見的臨床表現，但維持睡眠困難是最常見的單一症狀，其次為入睡困難。特定類型的睡眠主訴通常隨著時間而變化，在某個階段會抱怨入睡困難的個體，隨後可能會抱怨維持睡眠困難，反之亦然；而早醒這種類型的失眠一般和情緒心理問題相關性比較強。很多焦慮症患者凌晨醒來，感覺很難熬，於是可能出現一些偏激的行為；很多憂鬱症患者的自殺行為都是發生在凌晨，也與此有關。因此過敏的大腦與失眠的相關問題值得更加關注。

食物如何改變你的大腦

吃進去的東西如何引起大腦過敏——大腦和腸道的魔性關係

前面仔細講述了過敏的大腦，大家也瞭解到過度的視覺、聽覺、味覺刺激、以及睡眠不佳造成的大腦蛋白垃圾都會引起大腦的過敏反應，影響不同的腦區，因而出現頭痛、暈眩、耳鳴、焦慮、恐慌等不同的症狀。還有一類誘因很難理解，為什麼吃的食物也會引起大腦過敏？在這裡，我要仔細說明一下大腦和腸道之間的「魔性」關係。

先來看看人類是如何從一個細胞長成有最高級智慧的生物。簡單地說，我們差不多是由三根管帶衍生而來，第一根管帶就是血管系統，中間打個結就是心臟；第二根管帶和脊背平行，是神經系統，管的一頭膨脹就形成了大腦；第三根管帶由上而下，縱向貫穿整個身體，這就是原始腸管。長久以來，其他兩根管帶的代表作，心臟和大腦，因為它們有重要的功能和非凡的才華飽受美譽；對於腸子，大家都覺得只是打個嗝、放個屁、安置一下便便而已，這真是大大低估了腸道的作用。

腸道是人體的「第二大腦」

腸道配備了各式各樣的化學資訊元素，還擁有很多身體其他部位沒有的特殊神經，所以腸道的神經網路系統也被稱為「腸腦」或者「第二大腦」。如果身體花這麼大的心思只是為了打嗝放屁，這不純粹是吃飽了沒事幹嘛？所以這背後一定另有玄機。

英語裡，有一個名詞叫「Follow your gut」，直接翻譯是「追隨你的腸道」，而它實際表達的是「追隨你的內心」、「直覺」的意思。中文裡，形容一個人思想和行為卑劣，會用「一肚子壞水」這個成語；想念一個人，叫做「牽腸掛肚」；悲傷的時候叫做「肝腸寸斷」；恐懼的時候叫做「屁滾尿流」，可見，七情六欲都是大腦和腸子一起完成的。

二〇一五年十月十六日，《自然》雜誌又一次特別關注了腸道和大腦的關係，在一篇新聞特稿中特意用了張魔性的圖，並將其稱為「腸腦」。二〇一一年發表的一項研究中，五十五名健康的志願者在一個月中飲用含有兩種益生菌——Lactobacillus helveticusR0052和B. longumR0175的混合液。在隨後的心理測試中，相較喝下安慰劑的志願者，喝了菌液的志願者們憂鬱、憤怒和敵意濃度顯著降低。腸道關係著人們的情緒、情感、免疫系統，以至長期的健康問題。

有句話說，你吃什麼決定了你是怎樣的人；其實不僅僅是你吃下去的東西，你的腸子對什麼敏感、能吸收什麼，也決定了你是怎樣的人，有著怎樣的生活品質。

腸道和大腦之間有直達專線

腸道發出的資訊可能會抵達大腦很多不同的區域，但是絕對不能抵達視覺皮層，否則我們就能看到腸子裡發生的一切，那就太可怕了！而且對大腦來說這個資訊也沒有任何意義。所以在進化中，腸道不可能傳遞這個資訊。腸道的資訊多會到達島葉、邊緣系統、前額葉、杏仁核、海馬體或者前扣帶皮層，這些區域分別負責自我感知、感情處理、道德感、恐懼感、記憶的區域。當然這不代表我們的道德感是由腸道決定，但是腸道確實會產生一些影響。

「迷走神經」（第十對腦神經）是連接腸道和大腦的高速直達通道，它穿過橫膈膜，從肺和心臟間穿過，緊貼著食道向上，穿過喉嚨直抵大腦。用不同的頻率去刺激迷走神經，可以讓實驗動物產生不同的感受，可以是舒適，也可以是恐懼。如果大腦是中央指揮部，腸道就像是地方的外派專員和民間臥底，而且是絕對的親信，將各種資訊傳遞給在皇宮裡的大腦，而迷走神經就是它們之間的直接聯繫通道。腸道就像是大腦的一個後臺系統，感知著身體的內部世界。

腸道和大腦的合作，從嬰兒時期就開始了，不管是吃飽的滿足、餓肚子的失落、一肚子脹氣的折磨，還是爸爸媽媽餵奶、換尿布，都構成了嬰兒剛開始對自我的認知，這個認知關聯最緊密的就是腸道和大腦。隨著小嬰兒逐漸長大，他逐漸學會利用其他的感官來感受世界，但是並不意味著腸道和大腦之間的連接消失了，如果腸道出了問題無形之中會導致我們情緒低落，而一個健康營養充足的腸道則會悄悄改善我們的情緒。

當情緒感到緊張焦慮、恐懼的時候，大腦就會向血液裡注入額外的促腎上腺皮質激素釋放因子，不僅大腦能夠釋放，胃腸道細胞釋放的促腎上腺皮質激素釋放因子也和大腦相同，腸道也會感受到壓力和威脅，於是胃腸細胞感覺到大事不好，還是吐吧。這也是為什麼偏頭痛發作時，噁心嘔吐症狀如此顯著。其實是因為腸子也感受到了大腦所承受的壓力，而想減少胃腸的工作量，節約能量來助大腦一臂之力，渡過難關。

腸躁症患者，腸道一直處於受刺激狀態，那可能會導致腸道到大腦的連線負擔變重，這些在腦部掃描圖上可以看得一清二楚。如果在實驗對象的腸子裡放一個小球，一邊對小球充氣，一邊掃描他們大腦活動的狀態，沒有腸道問題的人掃描出來的腦波圖很正常，而腸躁症的人腦波圖就有明顯的異常，腸胃中的小球啟動了大腦中控制負面情緒的區域。研究也發現，腸躁症和偏頭痛之間可能存在基因聯繫。到底是激怒的腸子引起大腦過敏，還是過敏的大腦引起腸道激躁，目前還不是很明瞭，但是有一件事至少可以確定，就是有腸躁症的人很容易大腦過敏，而且他們較一般人群更容易感受到恐懼和沮喪，也正是過敏的大腦所致。

腸躁症可能和腸子裡面持續有低水準的炎症狀態，或者腸道菌群不夠健康，或者某種食物不耐受有關，這也提供了一個治療「過敏的大腦」的思路，就是如果我們不能找到作用於過敏的大腦的藥物，可以積極地改善腸道的狀況，畢竟藥物進入腸道吸收比通過血腦屏障進入大腦要容易得多，副作用也少得多。

不同的飲食，對影響大腦過敏的作用機制不同

1. 味精

味精的學名叫麩胺酸鈉，也是雞精、蘑菇精的主要成分，而且很多天然食物裡也會少量存在。人體裡神經可以釋放出麩胺酸鹽做

為神經間傳遞資訊的傳導物質，在舌頭上麩胺酸鈉可以刺激舌神經增加飯菜的鮮味，可是到了胃裡可能會騷擾到神經的正常工作，因為神經分不清這些麩胺酸鈉到底是吃進來的，還是夥伴給他的信號。而這個信號也會經由腸道和大腦之間的專線，傳遞到大腦中，大腦也開始因為這個資訊做出一定的調整，其中部分人群就可能引起大腦的過敏。所以有些病例是在食用中餐後出現頭痛、暈眩，應該和味精有一定的關係。

2. 咖啡因

咖啡因也是引起過敏的大腦重要的原因。

如果每週一到週五，上班時每天喝七杯咖啡；週六不上班，喝一杯咖啡，這時因為咖啡濃度降低，就會反射性地引起血管擴張，造成頭痛。所以有些人聽從醫生的建議，為了預防偏頭痛的發作，馬上把咖啡戒掉，結果立即引來頭痛發作，這時患者就會想，醫生說得不對，戒掉咖啡一樣發病。其實正確的做法應該逐漸減量，每次減量的劑量維持幾天，這樣才能平穩地戒掉。真的戒不了咖啡，那麼最好每天都喝而且定時定量，每天早上一杯，但是不要超量。

3. 巧克力

頭痛者請遠離 3C 食物：所謂 3C 食物，指的就是乳酪（cheese）、巧克力（chocolate）和柑橘類食物（citrous fruit）。因為它們都含有一種名為酪胺酸的物質，它會造成血管痙攣，由此而導致頭痛的產生。如果你有偏頭痛最好遠離這些食物。

4. 果糖

果糖不耐受症會影響到我們的情緒，糖分可以促進很多營養物質從腸道裡面進入血液，比如果糖和色胺酸就是一對難兄難弟，如果果糖沒法被正常吸收，腸道中的果糖濃度太高，色胺酸的吸收也會受到影響。色胺酸又是合成神經傳導物質血清素所必需的原料，血清素就是大名鼎鼎的幸福荷爾蒙，如果缺乏血清素的話就會導致憂鬱。人體的血清素有百分之九十五是由腸道細胞生成的，如果腸道裡血清素濃度改變，大腦就會從腸道中接收到全然不同的資訊。也有一個理論認為，偏頭痛的發生和腦內血清素濃度突然下降有關，由此研發的曲普坦類藥物，就是基於這種機轉所致。

5. 進食和脫水

有多少人每天匆匆忙忙地起床，幾乎不花時間地狼吞虎嚥、喝杯咖啡，然後在上午十點吃一塊點心，這樣往往會導致午餐前血糖降低，使得人們感覺非常饑餓。而太過豐盛的午餐，會讓人在午後昏昏欲睡，倘若常常在很晚的時候吃太多晚餐，這也不利於睡眠。尤其是當我們在看電視的時候還多加一個消夜，這些消夜又會使我們早晨起來沒有食欲。此外飲用水也常常被忽略，口渴時，我們總是會喝一些果汁、牛奶、茶、咖啡或含酒精的飲料，忽略了對於保持水分來說，喝飲料並不能和喝水一樣有效。每天的飲水量增加會減少偏頭痛發作的頻率，女性應該每天喝兩公升水，男性需要喝三公升水，這些加起來分別是八到十二杯或者幾乎是每小時一杯。在一整天裡飲用充足的水很重要，但是不要在睡覺之前喝太多水，否則會夜間不只一次醒來排尿，這對睡眠來說十分不利。

一日三省吾身

《黃帝內經》〈素問上第一章．上古天真論〉中說：「上古之人，其知道者，法於陰陽，和於術數，食飲有節，起居有常，不妄作勞，故能形與神俱，而盡終其天年，度百歲乃去。今時之人不然也，以酒為漿，以妄為常，醉以入房，以欲竭其精，以耗散其真，不知持滿，不時禦神，務快其心，逆於生樂，起居無節，故半百而衰也。」

這是黃帝問天師歧伯：「上古之人，能活的時間比較長，甚至活了一百歲以上還動作不衰；可是現代之人，年過半百動作都皆衰，為什麼呢？是時代的不同，還是人們違背了養生之道？」

歧伯回答的話，意思是：「上古的人，懂得天地之間運行的道理，是陰陽諧和的，每個人的命運是有定數的，所以行事都不和天地的正常運行道理相違背，他們的起居作息都『法於陰陽，和於術數，食飲有節，起居有常，不妄作勞』，這樣就能肉體與精神都協調一致，而盡終其天年。現代人可不是如此，把酒當作飲料，作息不正常，即使日夜顛倒也習以為常，酒醉後通宵玩樂，不懂得保持精、氣、神，不善於調養精氣，最後因貪圖一時的快樂而違背養生之道，因為『起居無節』，所以差不多五十多歲就開始不健康了，動作也不行了。」由此可知，「法於陰陽，和於術數，食飲有節，起居有常，不妄作勞」這幾點是古人的養生秘訣，到現在依然是我們現代人應該學習借鏡的。尤其過敏的大腦對情緒反應會更加敏感，在睡眠、飲食方面更需要「一日三省吾身」。

中午需要讓大腦短暫關機一下

睡眠專家發現，人類的身體傾向兩段式睡眠，一次在晚上，中心體溫和清醒程度會同時下降；另一次出現在下午，但程度較輕微。不管晚上睡眠是否充足，一天之中小睡片刻，是人類正常的生理需要。其實大家也有這樣體驗，剛吃過午飯，肚子飽飽的容易打瞌睡，其實並不僅僅是胃裡需要能量消化食物，所以讓大腦暫時休息一下，而且還是因為睡覺的時候到了，此時就算是空腹也依然睡意來襲。適當的午睡可彌補夜晚睡眠的不足，使體內激素分泌更趨平衡，使人體的新陳代謝趨緩，消耗能量減少，從而避免早衰。厄瓜多爾北部山區為世界長壽地區之一，那裡的居民都有午睡的習慣；同時，研究證實，午睡能使大腦和身體各個系統都得到放鬆與休息，在幫助人放鬆心情、減輕壓力、消除疲勞方面，比喝咖啡和可樂更有效，這種放鬆對現代人越來越重要。

醫學專家在實驗中發現，午睡不宜太長時間，健康的午睡以十五到三十分鐘最恰當，最長不要超過一小時。如果時間太短會達不到休息的效果；時間太長，醒來後又會感到輕微的頭痛和全身無力，而且也不容易醒。如果睡得太久，又會影響晚上的睡眠，而且白日夢並不能達到大腦排毒的目的。所以，中午小睡是最佳的養生方式。

傍晚進行心靈的放空

下了課、下了班，有人選擇與朋友聚會、運動，轉移一整天下來從課業和工作帶來的各種壓力；有人選擇直接回家，開了門、開了燈或者開了電視音樂，然後坐躺在沙發上，問他在看什麼？聽什麼？大多的人會回答：「不知道」、「沒注意耶！」對，他正張著眼、躺在沙發上放空發呆，進行心靈的放空。也許這短短的十來分鐘，沒由來地、就這麼自然地放空；等回過神後，再接著吃晚飯、泡個澡，而那短短的十來分鐘的心靈放空不是浪費時間，是對心靈的一種愛護、是對身體的一種疼惜。既然這是會讓人感覺身心舒坦、輕鬆自在的，那麼就讓自己每天傍晚選擇一種方式讓心靈放空一下吧！就是短暫的「靜坐」、「冥想」。藉由閉目「養神」讓大腦第二度的短暫關機。藉由這種短關機讓大腦由交感神經的「戰鬥模式」，轉換為副交感神經的「放鬆模式」，如此有助於晚上的香甜睡眠。

《耳鳴，是救命的警鈴》二〇一六年四月出版時，我自己最想用的書名是《剛剛好的耳鳴》。對許多慢性耳鳴的病人來說，有適量的耳鳴存在、加強巡邏，對於身體反而多了一層保護作用。也就是說，這類耳鳴有它們的任務性和正義感。難治的慢性耳鳴幾乎都是「過敏的大腦」，這些病人過敏的腦區容易波及情緒大腦，引發焦慮、恐慌，然後再轉移到其他身體部位的不適。不管醫學如何進展，從耳鳴壹點零到六點零，「去除恐懼」永遠是耳鳴治療的引擎。

神經科學家 Richard I. Davidson 證實正念可以改變恐懼進而強化伏膈核（阿控門），因此目前美國風行的耳鳴正念療法（Mindfulness based tinnitus reduction）具有強而有力的科學根據，英國耳鳴學會也開始推廣和研究。你的認知正向可以影響情緒系統，也就減少大量的情緒垃圾，這些垃圾清除的能力（過敏原）也往往決定大腦過敏的程度。再來就是「睡眠系統」，睡眠決定你如何清除這些過敏原。在耳鳴五點零中我提出，耳鳴是在夢裡面被消磁的。所以你要強烈信任醫師，聽到正面的解釋。（越信任，則你的正念就越強，可以翻轉相連的情緒系統、自律神經系統，導致身體更快速的修復和適應。）這點在耳鳴治療上效果非常明顯。學習正念吧！學習剛剛好的耳鳴，是我由衷的建議。

正念冥想

將正念引進歐美國家的先驅之一——麻州大學的喬・卡巴・金教授，對正念的定義是：「正念就是有意識地覺察，專注於當下這一刻，而不附加上主觀的評判。（Mindfulness means paying attention in a particular way; On purpose, in the present moment, and nonjudgmentally.）正念基本上來說有三大要素：**有意識地覺察、專注於當下、不主觀評判**。

有意識地覺察：用吃飯來舉例，平時你可能會一邊聊天一邊吃飯，或者一邊看電視一邊吃飯，甚至一邊聊天、一邊看電視、一邊吃飯。在吃飯的同時，你的腦海裡面可能還有其他好幾件事情在打轉。這個時候你雖然在吃飯，你也「知道」自己在吃飯，可是如果叫你停下來，回答一下剛才入口的那一道飯菜是什麼味道，或者剛才那一口吃的是飯還是菜，你可能無法馬上回答出來，就更不用提說出剛才吃飯時的內心感受了。這種僅僅模糊地「知道」自己在吃飯的狀態並不能稱作「有意識地覺察」，它和正念進食的狀態是不同的。當我們進行「有意識地覺察」的時候，我們會清楚地知道進食的過程，感覺到食物的味道。即使我們中途失了神，也會注意到並且能夠把注意力拉回來。這一點是非常重要的，因為這樣我們才能夠真正感受到平時沒注意的東西，才能有意識地鍛鍊我們的思維。

專注於當下：在正念的訓練中，我們盡可能地專注在當下這一刻。不過如果你習慣性地又開始去想過去和未來的事情，那麼你也應該覺察到「啊！我現在這一刻正在想著過去（未來）的事情！」然後你可以慢慢地把自己的注意力拉回到當下這一刻，拉回到現在狀態的覺知。通過這樣的練習，我們的專注力會有所提升，同時對於自己的思維也更能把握，能夠更快地從不良情緒的影響中走出來，使得我們的生活更加富有正能量。

還有最重要的**不主觀評判**：在正念練習中，我們不去下定義、不去評判事情的好壞，只是簡單地覺察發生的事情，然後如實地接納它正在發生的這個事實。在這個過程中，既不因為某些事情的發生而引發不開心的情緒，也不因為某些事情的發生而引發開心的情緒，對於「好」與「不好」的事情平常心看待。即使產生了對某些事情評判的想法，我們也只需要覺察它，並任它自行消逝。

很多研究證實，每週幾個小時的正念訓練，是針對焦慮和憂鬱的有效治療方式，國外許多推廣正念的網站也吸引了上百萬的用戶。有些學校、專業運動團體和軍隊考慮把正念練習用於提高績效。正念可以減少焦慮的無謂損耗，對於過敏的大腦以及恐慌的大腦，會有很好的幫助，可以做為頭痛、耳鳴、暈眩很好的輔助治療。

除此之外，還有太極、靜坐、禪修、瑜伽、持續練習，都會得到很好的效果。

在這些練習中，呼吸是非常重要的一環。白天的忙碌工作中，我們沒有心情和時間進行緩慢呼吸，都是急促的胸式呼吸，這使我們的交感神經處於緊張狀態。但是如果想緩解一下緊張的情緒，我們會有意識地做個深呼吸，然後再全力以赴，應對各種挑戰。在深呼吸的過程中，我們的副交感神經處於上風，於是我們的心境、身體都會得到片刻的休息。所以說，「心靜自然涼」。有些運動員鍛鍊筋肉極其強固，但一旦發生無法預測的疾病便無法抵禦，甚至因此成為廢人；而一般禪師或哲學家，他們往往能藉鍛鍊心志的修養來驅除病魔。有些人雖然先天體質孱弱，但由於心力強毅，卻能獲享高壽，可見心理潛力無窮。練到一定功力的靜坐高手，靜坐也比睡覺更有益身體健康，一般人熟睡時所消耗的能量比清醒時降低百分之十六左右，打坐則甚至能下降百分之三十四。

因為呼吸這個動作太過平常，而且空氣又是不花錢的，「取之無盡，用之不竭」。

平時做胸式呼吸，呼吸急促；而做腹式呼吸時，一呼一吸，必須達到下腹部。在吸氣時，空氣入肺，充滿全身；肺部舒張，抑壓橫膈膜，使空氣下降，這時胸部空鬆、腹部外凸；在呼氣時，腹部收縮，橫膈膜被推而上，上抵肺部，使肺部濁氣外散。我們在靜坐時須用此法，不論行、住、坐、臥也都適用。

過敏的大腦很容易引起耳鳴、暈眩、頭痛、焦慮及自律神經失調。這種病人主要是大腦這座核電廠的興奮與釋放失調了，如果加上睡眠障礙就更加嚴重。因此教導病人有效的放鬆之道是最重要的減敏療法。經過二十幾年的看診經驗我也才驀然發現，其實耳鳴減敏療法當中，去除恐懼，加上放鬆療法以及睡眠衛生才是耳鳴治療的核心。

良好的排毒睡眠

改善睡眠，絕對不能僅靠藥物，雖然藥物可以很快取得效果，但是停藥的反應以及依賴性都是非常棘手的問題。

治療睡眠障礙，首先要對睡眠有正確的認識，瞭解睡眠和吃飯一樣，有它的規律，不要強求每天一定要睡足七個小時；睡眠也需要一定的驅動力，白天睡多了，幾乎沒有任何運動，夜晚自然難以入眠。還有，睡前還在玩手機、看電腦，接受強烈的光線照射，這些藍光會抑制褪黑激素的分泌，影響睡眠。所以，白天要進行適量的活動，接受足夠的光照，夜間光線少一些，不要吃特別興奮的東西，不要看令人亢奮的電影、小說，如果這些失眠的自我管理能做好，並且對失眠有正確的認識，相信很多人都可以靠自己的力量，把睡眠找回來。

有些人的自我管理做得太好了，每天晚上到了十點就像趕火車一樣，趕緊躺下，希望趕快睡著，無意中增加了清醒系統的作用，反而很難入睡。睡眠就是一個自然的過程，不要當成任務來完成，就像沙子，越使勁地握，越抓不住；放鬆之後，它自然跑不了。

白天也需要一定的運動量，白天覺得累了，晚上才更容易入睡，增加了睡眠的驅動力。此外，過敏的大腦患者大多血壓偏低，只有增加適量的運動、增加動脈搏動的力量，才有助於腦內清除系統液壓裝置的啟動，夜間作夢期才會有良好的睡眠和排毒運作。

還有一點，睡得多，並非大腦排毒就一定做得好，睡眠品質最重要。睡眠規律也是一個關鍵點，在大腦某個地方，有一個接收各種刺激、可以啟動偏頭痛的控制中心，這個中心目前沒有定論，最大的嫌疑犯是下視丘。下視丘掌管很多功能，包括睡眠清醒週期、饑餓與進食、女性荷爾蒙以及自律神經系統，同時下視丘還是情緒系統的一部分，因此壓力、情緒波動也會刺激到偏頭痛控制中心，引起發作。所以打亂睡眠週期，可能也會誘發偏頭痛。臨床上遇到這樣的病人，他會說：「睡六個小時會頭痛，睡八個小時也會痛，只有七個小時剛剛好！」真是應證了「過猶不及」這句話。

身心靈全方位調控過敏的大腦

真正傷害你的，從來不是事件本身，而是你對事件的看法。

烈日炎炎的沙漠中，氣若游絲的兩位旅人，取出唯一的水壺，搖了搖，發現只剩了半壺水（A）。在炙熱的沙漠中行走，命懸一線，半壺水是救命的，這時，信念起了舉足輕重的作用。一個旅人說：「哎呀！好糟糕，我們只剩下了半壺水（B1）！」他因「只剩半壺水」而灰心喪氣，將罐子摔破，最終命喪沙漠（C1）。另一個旅人卻高興地說：「哇！真幸運，我們還有半壺水（B2）！」

他因「還有半壺水」而重燃鬥志，一鼓作氣，最後死裡逃生（C2）。

其實所有的事件（A）本身是中立的，但經由你內心深處的信念體系，習慣將他們分為好的、壞的、無所謂的（B），就會產生相對應的情緒，這個情緒驅使著你作出選擇，採取相對應的行動，進而導致某種結果（C）。

這些過敏的大腦，腦內的代謝和傳導物質有很多的不同，我們可以借助精神科的藥物進行調整、治療，但是很多患者不願接受這樣的處方，他們以耳鳴、疼痛、暈眩的形式表現，做為靈魂的出口，如果一定要交由精神科醫師手裡，他們打從心裡就不承認也不接受，當然也不會有好的效果。這時，讓病人進行自我練習正念、靜坐、冥想，也會達到不錯的效果。然而有嚴重精神症狀時，仍需轉介精神科專業治療。

醫生喜歡聽什麼話：頭痛、暈眩、耳鳴就診攻略

是不是不需要醫生了？

頭痛、耳鳴、暈眩是不是僅靠飲食控制、正念治療就可以，也不需要看醫生了？當然不是，有些生理疾病必須要仔細尋找疾病的蛛絲馬跡，找到引起疾病的真正原因，進行有效的醫學治療，可以幫助百分之九十的患者，如果僅僅進行心理和正念治療，無異於捨本逐末。但還有部分難治的患者，有時僅僅積極治療身體疾病，並不能達到很好的效果，因為人類是最高級的物種，是萬物之靈，身體、心理、靈魂都需要整體調控。

如何看醫生，是一門學問，本書特地整理了一篇頭痛、耳鳴、

暈眩就診攻略提供參考，唯有作好萬全準備，才能達到最好的效果。

就診攻略之一：好好整理、認真回顧自己的病史

昨日門診時我看到一位這樣的耳鳴病患，他第一次就診時說自己耳鳴半年，問他有沒有暈眩、頭痛，他都很乾脆地一口否認。

第二次就診時再仔細詢問，他又說十幾年前有段時間工作壓力非常大，經常暈眩。

答：「我的暈眩是和壓力有關，感覺可能是太累了，不是病，也可能和頸椎有關，和耳朵沒有關係。」

問：「有沒有頭痛過？」

答：「沒有過。」

問：「後來有沒有暈眩過？」

答：「很少有，只是看電腦時間長了，或者特別累的時候，會

有點暈。」

這樣的患者，想當然爾地認為很多情況和自己的疾病無關，不用告訴醫生。分析原因，主要有以下三點：

首先，和患者的性格有關，有些人不善言語，也不想說太多無關緊要的事情。

為什麼覺得無關呢？這是因為對疾病的認識有一些錯誤。問到頭痛，很多人認為只有那種痛得想撞牆的頭痛才是病，才需要告訴醫生；講到暈眩，有些患者也認為只有像地震一樣的晃動才是病，輕微的暈都是正常的，不值得一提；還有一種情況，就是以前看過醫生也曾提過這些症狀，但當時醫生說完全沒有關係，所以，在為了減少麻煩，或者不想給醫生留下「囉嗦又沒有常識」的印象，乾脆就不再提了。其實，這幾種做法都是不對的。如何知道什麼該說，什麼不該說呢？就需要對疾病有正確的瞭解和認識，才會明白什麼現象是正常的、什麼是不正常的，對於自己不確定的，也不要隱藏，要告訴醫生。另外，不同的醫生專注的領域不同，對某些症狀也沒有專業上的敏感度，所以如何選擇醫生是很重要的事。

就診攻略之二：看醫生前要做什麼準備？

頭痛的診斷很多時候不需要太多的檢查，僅僅靠患者提供準確詳細的病史線索就夠了。所以，醫生需要患者在有限的時間內提供最有價值的線索。對於有頭痛困擾的患者，以下資訊都是必備的：

- 頭痛有多長時間了？每次持續多久？多久發作一次？
- 痛起來是什麼感覺？
- 頭痛的位置？兩側、一側、頭頂、後腦勺？
- 如何痛法：悶悶的痛？搏動性的痛？
- 固定同一個位置疼痛，還是不一定？

- 每次頭痛發作時，逐漸一點點加重，還是突然一下就很嚴重？
- 頭痛時還有別的表現嗎？比如眼前有沒有亮點、波紋、星星閃？有沒有暈眩和手、腳、臉發麻？會不會暈車？
- 有沒有噁心、嘔吐症狀？
- 怎麼處理來減輕頭痛？
- 一般來說多久時間會好？自己好，還是用藥？
- 吃過什麼止痛藥，效果怎麼樣？
- 頭痛的誘因是什麼？睡不好覺，還是吃什麼東西容易發作？或是和月經、性愛、運動有關係？
- 家裡有人容易頭痛嗎？有人會暈車嗎？

有關暈眩，以下幾點也是需要向醫生報告的：

- 暈眩多久了？
- 如何的暈法？天旋地轉？走路不穩？漂浮的感覺？

- 持續的暈眩？還是間斷發作？
- 每次暈眩多久了？
- 有噁心、嘔吐症狀嗎？
- 以前有沒有暈眩過？和這次暈眩的情況一樣嗎？
- 會頭痛嗎？以前是否曾經頭痛過？以及視動敏感？會不會暈車？
- 家族之中有沒有暈眩、頭痛病史？

以上情況都要講清楚，因為即使耳鳴和頭痛、暈眩不是同時發生，也可能有一定的關聯。

偏頭痛的患者，可能在某個時期表現為頭痛，也可能在其他時期表現為暈眩，而過了一段時間出現耳鳴。過敏的大腦最大的特點就是變化大，而且不僅僅是頭痛，也會以其他形式表現。

就診攻略之三：如何看醫生？

1. 什麼樣的情況需要尋求醫生的幫助？

頭痛、暈眩、耳鳴是十分常見的症狀，普遍到幾乎人人都有過經驗，就像對待感冒一樣，很多人都有自己的偏方，而且經常屢試不爽。所以除非特別嚴重，出現頭痛、暈眩時不會馬上去看醫生，這也是偏頭痛往往很晚才能診斷出來的原因所在。到底什麼樣的情況需要去看醫生，才不至於耽誤病情呢？

頻繁發作時必須去看醫生：

- 幾乎每個月一次。有些人可能認為經常感冒，所以有點頭痛是正常的，可是即使一個月感冒一次，也需要去檢查一下。
- 有時頭痛很嚴重，不能正常工作和生活。嚴重的時候很多人不想動，只想休息，以為睡一覺之後，這些症狀就會明顯減輕，更容易誤以為是太累了。

- 頭痛一旦發作，持續幾個小時到數天；一般的止痛藥對頭痛似乎效果不好。
- 五十歲以上，突然發作嚴重的頭痛，而這些症狀以前沒有出現過。
- 頭痛的頻率突然比以前加重了；頭痛時伴隨其他症狀，包括視覺改變、平衡問題，對光線、聲音敏感；運動後或者性愛後容易出現頭痛。

相較頭痛，大家對暈眩的重視度高得多，但是因暈眩而求診時，也要仔細回想一下是不是有頭痛或者視動敏感等症狀，因為暈眩和頭痛真的是一對苦情姐妹花。

2. 如何選擇適合自己的醫生？

很多患者喜歡從身邊的親朋好友問起，這點無可厚非，但是也要問清楚他們推薦的理由，有些只是因為某個醫院離得比較近、交通方便，或者人比較少、環境好，這些選擇餐館時可以考慮，但看診就不是非常適合了。

有些頭痛和暈眩患者確實找過醫生幫助，但是感覺沒有效果，於是就不再相信醫生了，轉而尋求一些民間偏方，這個做法也不正確。

醫療是科學，很多偏方缺乏證據，也不能用科學邏輯來解釋，效果更不能肯定。倘若偏頭痛發作時吃泥土，兩到三天後大部分症狀會緩解，你認為泥土真的能治療頭痛嗎？

再者，醫學不是神學，很多疾病往往都要經過診斷、治療、調整、再治療的過程，很多時候不會有立竿見影的效果，所以一次兩次就診沒有效果，也很正常。

即使找對了醫生，我們也要給醫生一個最適當的治療時間。醫療的過程遠比想像的複雜，所以要有信心，和醫生一起找出疾病的原因。

藥物的標靶治療

認識正確的睡眠知識，不要杞人憂天，進行靜坐、冥想、一日三省吾身，這些都有助於穩定過敏的大腦，不至於引起頭痛、暈眩、耳鳴、耳聾的反覆發作。但有些患者睡眠狀況不好是缺乏女性荷爾蒙，或是睡眠時存在嚴重的呼吸中止現象，這些都要進行完整的醫學檢查，給予正確的治療才行，就不是單純的冥想、靜坐可以解決了。

更年期荷爾蒙補充治療

很多更年期的女性有出汗、熱潮紅症狀，有些則沒有，僅僅睡不好、情緒焦躁、耳鳴、喉嚨有異物感，做了很多檢查，都沒有大的問題，吃了鎮靜劑，還是睡不好；即使睡著了，也睡得不踏實，夢境連連，醒來後心情和情緒自然不好。我嘗試著給予她們女性荷爾蒙治療，結果睡眠狀況改善得非常好，而且有些患者耳鳴、暈眩的症狀也同時好轉。

在古代平均壽命低下的社會，人普遍活得不長，還沒到停經就死了。現代人活到七、八十歲比比皆是，如此一來，就必須面對更年期和停經問題，女性一生有三分之一的時間是處在這個階段。很多人認為，停經是女性自然的生理階段，就算有一些不舒服的症狀，忍耐一下就過去了。是的，有些症狀的確可以熬過去，但是有些傷害卻會伴隨一生，比如睡眠問題，或者記憶力減退、注意力不集中等等，嚴重的話還會出現老年癡呆症狀。

停經的原因就是女性荷爾蒙濃度下降，在五、六〇年代有種說法，認為女性荷爾蒙可以永保青春，因此很多人躍躍欲試。然而隨著子宮內膜癌的發生率明顯增加，被證實和女性荷爾蒙有關，一下子就乏人問津了。後來科學家發現，使用女性荷爾蒙的同時，添加黃體素保護內膜可以避免罹患子宮內膜癌。所以，就不再成為問題了。之後，人們又開始使用荷爾蒙治療，直到二〇〇二年的夏天，美國一項著名的研究「WHI」發出強烈警訊，有一組試驗者使用女性荷爾蒙和黃體素，結果發現她們的乳腺癌發生率增加了！比起安慰劑，每年平均一萬人多出八個乳腺癌。因此，這組試驗被提前終止了。不過，後來分析發現，單用女性荷爾蒙是不會增加乳腺癌風險的。這組乳腺癌增加的罪魁禍首是黃體素，而且是人工合成的黃體素，如果改用天然或者接近天然的黃體素就不會出現這類問題了。其後的研究也發現：如果使用期限小於五年，幾乎不會額外增加乳腺癌風險，即使超過五年，增加的風險也遠遠小於那些缺乏鍛鍊的肥胖者。

所以，荷爾蒙治療還是非常安全有效的，但是使用更年期荷爾蒙治療是一種醫療措施，不能亂用，必須經過醫生的查核，而且要定期回診才可以。

有些人非常擔心使用激素有副作用，因此選擇一些植物成分的藥、中草藥等等，這些替代藥品可以在一定程度上緩解停經相關症狀，但是效果都不如荷爾蒙。至於保健品，並不建議使用！如果保健品有用，裡面多數是添加了女性荷爾蒙成分；如果沒有添加的話，基本上無用武之地。所以，與其使用不可控制的保健品，不如正確地使用荷爾蒙。

睡眠呼吸中止症治療

雖然一般人普遍認為肥胖、容易打鼾的男人才會有睡眠時呼吸中止的問題，但實際上，患者之中有大概百分之二十五是女性，其中百分之十到二十患者並非肥胖者，另外百分之十到二十並沒有打鼾現象。這類患者白天總是容易打瞌睡，以為是睡眠不足，所以經常會否認自己睡眠有問題。即使已經配戴正壓呼吸器，也要叮囑他們懂得調適壓力，才能達到改善睡眠的效果。

肥胖是現代人的流行病，它與百分之二十的死亡率有關，而且體重超重的人更容易有慢性頭痛。一項美國流行病學研究就顯示，肥胖者中患有慢性頭痛的風險是正常人的三倍。

脊柱姿勢改變能影響到頸部姿勢和疼痛，還能夠維持一種慢性炎症的狀態；此外，肥胖與睡眠呼吸中止症也有關係，可能增加顱內壓力。減重則可以從各個方面對過敏的大腦有效，建議他們多運動，減重是很重要的第一步，很多患者減重，停掉不該吃的高血壓藥，耳鳴和暈眩都不見了。

嚴重的話，可以考慮使用正壓呼吸器（CPAP），它需要插電以產生持續的氣流，來維持呼吸道暢通。因為個人阻塞的嚴重度不同，所需要的氣流壓力也不同，所以必須在睡眠中心調整適當的壓力。而且隨著使用時間的延長，氣道阻力也會發生一些變化，這時就要到睡眠中心進行調壓，找到最適合自己的壓力。

有些人無法接受戴面罩的不舒適感、嫌麻煩，或是翌日早晨臉上有壓痕、不好看；有些患者的臉部皮膚或是鼻子會對面罩過敏等等，造成使用意願低落。但是睡眠呼吸中止症的治療是必須持續進行的，病人必須持續使用正壓呼吸器才有效，不該因此放棄治療，而是積極尋求其他有效的治療方式，比如口內止鼾牙套等。

口內止鼾牙套是患者睡覺時在口內配戴的裝置。其原理在於藉著將患者的下顎、軟顎或舌頭向前拉，並增加咽喉、舌頭與軟顎的肌肉張力，以減少睡眠時呼吸道的塌陷、增加氣流通道的體積。此類裝置相較於正壓呼吸器，具有使用簡單、容易適應、無停電之虞、攜帶方便等優點。

保守療法失效時，還有許多睡眠手術治療可以選擇。需要尋求耳鼻喉專科睡眠外科專家的評估和建議。

失眠藥物

如果長期依賴安定類藥物強制自己進入睡眠狀態，是不對的。而且研究顯示，鎮靜劑帶來的睡眠和自然的睡眠結構明顯不同，有些甚至沒有作夢期！所以，雖然睡著了，但是並沒有進行大腦排毒，因此達不到很好的效果。反而會因為鎮靜劑的成癮性，對阿控門的功能造成影響，對暈眩、耳鳴的恢復也更加不利。所以停掉鎮靜劑是很多難治性耳鳴的第一步，雖然不容易，但是勢在必行。

想要停掉鎮靜劑，恢復正常自然的睡眠，前面提到的失眠行為治療以及睡眠保健不可少，但有時也需要一些藥物的幫忙，這必須根據患者的身體情況選擇不同的藥物。

更年期的女性，如果沒有禁忌症，選擇女性荷爾蒙就可以安然入睡。大腦過敏的人，可以選擇一些第一代的抗組織胺來幫助入睡；有些人可以藉由褪黑激素這類比較自然的藥物幫忙，但是都需要醫生進行評估才能使用。

頭痛藥物

當你感覺頭有點痛，先來一顆止痛藥，還是不太舒服，於是再來一顆，如此一來，似乎可以暫時控制頭痛，但因為過度使用止痛藥將導致反彈痛。還有一些患者，對頭痛起來的嚴重程度心有餘悸，於是下次有一點點頭痛的跡象就開始吃止痛藥。這些行為都會加重反彈性頭痛的出現。事實上，反覆使用止痛藥，不僅會造成肝腎以及胃腸道副作用，還可能引起頭痛類型的轉變。

如果有以下表現，可能就存在反彈性頭痛：

- 幾乎每天都會頭痛。
- 吃了止痛藥，僅僅能緩解疼痛三個小時。
- 止痛藥的效果越用越差。
- 雖然吃的止痛藥比以前多，但是效果卻不如以前好。
- 生活中感覺離不開止痛藥，成為包包內隨身必備的物品。
- 吃止痛藥成了一種心理依賴和習慣，輕微的頭痛也要吃藥。
- 一週有三到四天都在吃藥，每天吃藥超過三顆。
- 頭痛的程度到難以忍受，幾乎每次都是感到整個頭部劇痛。

最常見的引起反彈性頭痛的藥物包括阿司匹林和對乙醯胺酚（普拿疼），其餘藥物還有：

- 咖啡因

- 可待因
- 巴比妥類藥物
- 麥角胺類藥物
- 麻醉劑

布洛芬、曲普坦類藥物以及雙氫麥角胺，也會引起反彈性頭痛，但是比較少見的誘因。

胃食道逆流治療

胃食道逆流是很常見的症狀，尤其隨著年齡增加，肌肉力量鬆弛，更加重了風險。而使用正壓呼吸器的患者，也更容易出現胃食道逆流。

對於這類患者，可以嚼口香糖，或者小口地喝水，來鍛鍊胃部的神經；此外，也要注意晚餐少吃一些，睡前兩小時儘量不要吃過多的食物。

如果還是沒有改善，就需要藥物治療，很多患者僅僅服用胃食道逆流的藥物，耳鳴就完全消失了。

改善大腦排毒的藥物

目前腦科及神經內科專家已著手研究及試驗某些可以通過血腦屏障改善大腦排放功能的藥物，初步結果樂觀，未來可望在臨床上大規模使用。譬如研究使用的抗氧化的化痰藥物乙醯半胱胺酸（Acetylcysteine，NAC），除了抗氧化，仍有其他許多調控腦內神經傳導物質的作用，而且其副作用非常少。

Chapter 7
過敏的大腦與疑難雜症

大腦過敏和身體各種症狀

到底是頸椎引起頭痛，還是頭痛引起脖子不舒服？

很多偏頭痛患者在發作的時候脖子會感覺不舒服，而百分之七十的偏頭痛發作時都會伴隨頸部疼痛，並且有持續性的疼痛，所以經常有人會把這種頭痛當成是頸椎引起的，完全沒想到是偏頭痛。到底是頸椎引起的頭痛，還是頭痛引起脖子不舒服？這個問題值得好好探討。

電子產品的發達，改變了現代人的生活型態，拇指族、低頭族、也隨處可見，由於經常滑手機，有些人覺得脖子痠痛，以為是頸椎出了問題，而頸椎和頭部離得近，很容易把頭痛、暈眩和頸椎毛病聯想在一起。

有個朋友說有一天他的脖子不舒服，醫生告訴他是頸性頭痛、頸性暈眩。當他頭痛、暈眩，就去拍了一張頸椎 x 光片，哇！確實有增生，於是就把頭痛、暈眩和頸椎增生劃上了等號，這其實是錯誤的觀念。相同年齡的人，不管有沒有頭痛和暈眩，去拍個頸椎 x 光片，增生都是差不多。頸椎增生就和老年斑、皺紋一樣，隨著年齡增長，人人都有，只是程度或輕或重，但是相信沒有人會認為頭痛、暈眩和皺紋有關吧？

頸部痠痛和過敏的大腦

為什麼頭痛時也會有頸部不舒服的症狀呢？是頭痛影響了頸部嗎？真的是如此。心臟梗塞的病人，往往會伴隨左側手臂痛、背痛，但是檢查手臂、背部卻一點問題都沒有，這就是轉移痛。偏頭痛發作時，是過敏的大腦對外界刺激產生了過度的反應，於是分泌一些引起疼痛的物質。大腦每天接收的資訊量非常大，會根據資訊的重要性做排列。皮膚是我們身體最重要的屏障，因此任何皮膚部位的病變都能感覺到，哪怕是臉上有根睫毛、有根頭髮，也可以準確知道在哪裡，這就是大腦中的「皮膚地圖」。

但是對於內臟就沒有這樣的敏感度了，當我們吃了一塊牛排，從吞嚥下去的那一刻起，就不再能感到它是進入胃裡，還是腸子裡。由於大腦對內臟定位不清晰，頭痛的時候也不能精確感覺到是血管還是腦膜疼痛，經常會誤認為其他部位。三叉神經是我們頭部的大神經之一，它有三條大的分支，分布在前額、面頰及下巴，將所管轄範圍內的各種感覺傳導至大腦。雖然病變是在腦袋裡面產生，但是很多偏頭痛患者卻是頭部、前額、眼眶、太陽穴，甚至鼻竇感到疼痛。

鼻部腫痛和過敏的大腦

鼻竇的黏膜布滿血管，而大腦過敏時在頭部引發血管腫脹發炎，會導致充血、壓迫、僵硬、鼻涕倒流，還有疼痛，所以經常有病人誤診為鼻竇炎引起的頭痛。鼻竇炎確實也會引起頭痛，一般人往往不會聯想到是偏頭痛發作，當然也不會主動向醫師說起。

美國梅奧診所展開了一項詳細的問卷調查研究顯示，鼻竇引起的頭痛患者中，有百分之七十五患有偏頭痛。當患者的疼痛發生在前額及上頷竇並伴有鼻塞時，容易混淆診斷，患者也可能在鼻竇分泌物的刺激下出現偏頭痛。

鼻竇炎引發偏頭痛是可能的，但是也不能排除某些偏頭痛看似鼻竇炎，所以沒辦法把它們完全區分。正是這些複雜多樣的表現，也因為大家對頸椎炎、鼻竇炎太過熟悉，對偏頭痛太陌生，才會有這些誤解。

氣喘和過敏的大腦

氣喘與偏頭痛之間有何關係？根據美國辛辛那提大學的一項研究顯示：預先存在的氣喘可能是偶爾偏頭痛患者未來慢性偏頭痛的強預測因子，此項言論一出，即引起學界的熱烈討論。

辛辛那提大學神經科學研究所的頭痛和面部疼痛計畫副主任Vincent Martin教授組成了一個研究團隊，針對氣喘與偏頭痛進行分析。研究發現，氣喘患者如果有陣發性或偶爾偏頭痛，那麼頭痛可能演變成一種更嚴重的形式，也就是常見的慢性偏頭痛。

偏頭痛和氣喘都涉及呼吸道平滑肌或呼吸道炎症疾病。所以，氣喘相關的炎症也很有可能導致偏頭痛的進一步發展。

該研究資料較為明確，可見比起憂鬱症，氣喘是一個更強大的慢性偏頭痛預測因子。相關研究表明，氣喘將是未來發展為慢性偏頭痛最相關的疾病之一，因此需要持續關注。

慢性疼痛和過敏的大腦

慢性疼痛也是非常困擾患者的症狀之一。頭部受相同程度的外傷，部分患者可能發展為慢性頭痛，有些人可能很快就完全恢復了。在慢性疼痛的發生過程中，大腦起了非常關鍵的作用。

大家對於慢性疼痛比較陌生，慢性咽部不適、咽部疼痛，以及顳頜關節慢性炎症則是耳鼻喉科門診見到最多的慢性疼痛。

慢性疼痛和慢性耳鳴的發生非常類似。疼痛是身體最重要的保護機制，痛覺喪失的患者，因為感覺不到疼痛，對於高溫、高熱都不會有任何感覺，往往不能正常躲避，造成非常嚴重的後果。疼痛就像我們身體的軍隊，負責保護身體的安全。而耳鳴可能就像員警巡邏，沒有國家軍隊等級那麼高，但同樣對身體都有保護作用。

當大腦處於過度敏感狀態時，一方面對於各種可以引起疼痛的刺激過度敏感，總是能感覺到疼痛；另一方面焦慮系統也處於比較敏感的狀態，我叫它「恐慌的大腦」。在大腦感受到疼痛刺激後，很容易啟動焦慮系統產生過度反應，由此形成惡性循環，而且使得阿控門過濾疼痛的機制失靈，導致慢性疼痛。

精神性頭痛的患者，常常把頭痛說得特別嚴重；而患有致命疾病的頭痛患者，在疼痛變得劇烈難忍之前，往往會縮小自己的不適感。恐懼常常會使頭痛加劇，假設一個病人進入診療室時胸部痛得受不了、感覺自己就要瘋了，但是當他瞭解到只是肌肉疼痛而不是心臟病時，便會若無其事地微笑著走出來。因此，慢性疼痛患者需要的是同理心的檢查和解釋。

腸躁症和過敏的大腦

美國神經病學學會第六十八屆會議上發表了一項新的研究發現，偏頭痛、緊張性頭痛和腸躁症之間可能有基因聯繫。腸躁症（IBS）是一種消化系統的疾病，表現症狀為腹部疼痛和不適，以及排便模式的改變。據估計，大約二十四到四十五歲的美國人之中有百萬人罹患腸躁症，且以男性居多。

腸躁症的確切原因尚不清楚，但研究人員提出可能是源於腸道、大腦和神經系統溝通橋梁的改變。此外，先前的研究顯示，腸躁症和其他腸胃疾病患者，更容易發生頭痛或偏頭痛。

一旦偏頭痛發作時，很容易伴隨噁心、嘔吐，而且一般認為，只要頭痛時出現了這些症狀，就不是緊張性頭痛，而是偏頭痛了。

前面在偏頭痛的症狀中描述過，兒童期有一種偏頭痛的表現形式為腹型偏頭痛，病人沒有頭痛，但是出現週期性噁心，嘔吐，這被公認為偏頭痛的一種類型。年齡越小的小孩，腸道和大腦之間的關係越密切，隨著年齡增加，以反覆噁心嘔吐症狀出現的偏頭痛並不多見，但是腸躁症比較普遍。隨著大腦過敏程度的增加，可能某一天就會出現頭痛，所以腸躁症和偏頭痛一樣，屬於過敏的大腦之表現症狀。

動暈症和過敏的大腦

當你在汽車或者火車裡看書的時候，因為書是靜止的，所以眼睛接收並傳遞給大腦的狀態是幾乎沒動，而耳朵裡的平衡器則回報確實在迅速移動。另外一種情況剛好相反，開車的時候眼睛望向窗外，如果眼睛稍微跟著移動，就會產生錯覺，覺得飛速掠過的樹幹比我們移動的速度快，所以是眼睛快，耳朵慢了。不管是哪種情況，大腦都會陷入混亂、糾結的狀態，大腦就暈了，這沒有誰對誰錯，還是趕緊行動吧！在大腦的程式中只有在中毒的時候眼睛和耳朵才會不相稱，比如喝得爛醉或者嗑藥的情況下，即使是坐著不動也會天旋地轉。所以暈車的時候，大腦一混亂，以為是中毒了，於是命令腸胃做出噁心、嘔吐的反應。

偏頭痛患者的大腦本身處於過度敏感狀態，各種資訊稍有不符，就會引起大腦混亂的狀態，因此動暈症在偏頭痛患者中十分常見，而且很多成年後才出現頭痛的患者，在兒童期就有明顯的動暈症。

從頭到腳的症狀，都可能和過敏的大腦有關

雖然大腦過敏的密碼在出生時就植入了，但是不同的年齡階段的表現還是大不同，就像兒童期可能表現為經常嘔吐，也可能表現為嚴重的暈車。很多患者會主訴小時候不能玩鞦韆、過山車這些活

動，還有去超市看到架上排列的東西會感覺不舒服，甚至看到理髮店門口旋轉的霓虹燈也會感覺不適。但是這些患者一直沒有頭痛症狀，因此在詢問他們是否曾經頭痛時，往往會否認頭痛病史，身為醫生要有一定的敏感度，瞭解這些可能都是大腦過敏的表現。

頭痛的出現需要一定程度的累積，在一定強度的誘因下才會出現，這時以前的症狀程度就會升級。尤其是當姐姐、妹妹或者媽媽和阿姨都曾有類似的症狀時，就要懷疑自己可能也擁有大腦過敏的體質，只不過每個人的表現方式不同。就目前來說，頭痛的發生率遠遠低於大腦過敏的發病率，可能只是浮出水面的「冰山一角」而已，真正的病痛還潛伏在水面下，蠢蠢欲動。

因為聰明的你，才有過敏的大腦

就像從爸爸那裡繼承了高高的鼻梁，從媽媽那裡繼承了大大的眼睛，你也可能從奶奶那裡繼承了她的偏頭痛，你的基因讓你有一個敏感的神經系統，這是屬於你們家族的特質。可能有人會說，我的父母從來沒有說過頭痛。

對！可能他們的症狀比較輕微，或者他們的表現在鼻竇疼痛、頸部痠痛。過敏的大腦最大的特點就是變變變，在不同的時間點，造成各種形式的頭部或者頸部不適，有的混在一起，有的隨著年齡症狀有所改變，這也正是它最令人迷惑的地方。

為什麼會有偏頭痛這種機制呢？或許是人類面對潛在危險，尋找涼爽、靜謐、幽暗洞穴的原始本能的後遺症，也可能這是一個罪不至死、沒有在進化過程中被淘汰的機制。但是，我更願意相信這是一種進化優勢。這群人具有高度敏感的大腦，一方面可以感知到一些正常大腦不能感知的東西，對自身來說是一種保護，可以幫助他們規避風險。另一方面，當過度的刺激可能危害我們的大腦時，過度的勞累、熬夜、過度的情緒負擔，就可能引發疾病的發生，這促使我們不得不停下來休息，停止這些危害身體健康的行為，因此對我們的身體反而是一種保護。就像過敏的大腦多半都會怕強烈的光線而有意避免，對於防止水晶體老化也是一種保護。

在日常生活中，各種電子產品充斥、工作的壓力、情緒的波動，都無時無刻不在刺激我們的大腦，我們也需要有一種機制來監督我們的行為，約束自己的行為，不至於任意放縱，以致引發更多嚴重疾病。

因此，如果你擁有過敏的大腦，請不要抱怨這種基因密碼，而應該抱持感恩的心，因為它正在忠心耿耿地保護你，幫助你好好地存活下來。

後記

天使的帽子

「過敏的大腦」帶我走出了暈眩的迷路。三十幾年前，我開始著迷於神經耳科，那時在大度山上醫學中心值班，常熬夜閱讀暈眩的教科書，像是眼震電圖和聽覺腦幹電波。門診中就常遇見「漂浮的女人」，是一群反覆暈眩發作、焦慮又無助的病人。她們之中有人去四大醫學中心可以得到四種完全不同的診斷。一九九一年我從哈佛進修回來之後，才瞭解到這是一群偏頭痛體質的病人。

那時年少輕狂的我，自許為暈眩的終結者，最困難的難治性梅尼爾氏病我也可以用「前庭神經切斷術」治療。

一九九五年開始接受耳鳴的挑戰之後，最讓我迷惑的是一群「漂浮的男人」。他們有著各式各樣奇形怪狀、高頻聽損不那麼對稱的聽力圖。他們焦慮、恐慌、自律神經失調，又容易失眠，不怎麼暈。有許多人主訴突發性耳聾。二十五年來，我一路從臨床診療中調整、進化、理解，來到了耳鳴的文藝復興以及阿控門的研究。當所有最困難的病例都來求診時，我又痛苦地發現只有阿控門無法解決這群病人的痛苦……

直到遇見一位讓我迷惑又痛苦的病人，也是一位漂浮的男人，我才突然頓悟這一切都是「過敏的大腦」所致。這些內耳迷路的迷惑大多數的起火點源自發炎的大腦、發炎的腦幹，而且是因為睡眠障礙、作夢期障礙所引發。因此，百年來科學家一直在動物實驗上製造內耳病變，探索病因，與人類真正受苦常見的疾病，其實是反其道而行。內耳的病理變化所看到的是果而不是因。

真正的病因在大腦，大腦無菌性的局部炎症反應，始於「過敏的大腦」。這個理論當然需要更多的科學證據來補足。這個理論或者說這個信仰來自於病人給我的啟示。這群漂浮的家族，不論是暈眩、耳鳴、頭痛、焦慮、失眠、自律神經失調、梅尼爾氏病或突發性耳聾病人，他們需要瞭解自己擁有過敏的大腦。他們需要知道自己的大腦需要不同的「大腦使用手冊」；他們需要更嚴謹的睡眠衛生管理，所謂的一日三省吾身；他們需要注意食物的攝取；他們需要特別注意季節和情緒變化；他們更需要遠離不當藥物的使用，特別是降血壓藥物以及安眠藥；他們需要學習腹式呼吸、靜坐、太極或是正念療法。他們更需要有一個強大的前額葉，用於控制經常不穩定的情緒系統和睡眠系統。

所以他們和醫生一樣需要信仰。因為信仰可以讓他們的前額葉獲得定期充電。而電源來自於天使頭上的光環。信仰除了教堂、寺廟、佛堂之外，也可以是利他心、同理心、慈悲心，或者是「愛」。

因為，信仰和愛的解剖位置都在前額葉。

我喜歡看診時戴上耳鼻喉科醫生專用的ＬＥＤ反射鏡，像是戴上天使的帽子，感覺可以讓病人的信仰充電。懂得過敏的大腦，我才真正打開了阿控門，觸摸到病人的靈魂。

細雨花盡

我喜歡在下雨時
細細的走出去
彷彿如此可以穿越
人生中許多
曲曲折折的細節

四月。花盡
花盡在無顏中
北勢頭。大下坡
望著遠離的西海岸

一隻花
無意中飛落在我的左肩，
靈光乍現……
右側大腦確定這是上天指示
無境的詩意
四月將盡
不覺是前世與今生的相遇

細雨。
花竟然落在我的左肩、
你想問我是機率或者緣分
像是所有的靈光相見

可你知道
我在這裡站了有多久？

國家圖書館出版品預行編目資料

過敏的大腦：耳科權威教你徹底擺脫暈眩、耳鳴、偏頭痛的煩惱！ / 賴仁淙 著. -- 初版. -- 臺北市：平安文化, 2017.07
面；公分. -- (平安叢書；第565種)(真健康；52)
ISBN 978-986-95069-0-8(平裝)

1.耳鳴 2.保健常識

415.939 106010438

平安叢書第565種
真健康 52

過敏的大腦

耳科權威教你徹底擺脫暈眩、耳鳴、偏頭痛的煩惱！

作　　者—賴仁淙
發 行 人—平　雲
出版發行—平安文化有限公司
台北市敦化北路120巷50號
電話◎02-27168888
郵撥帳號◎18420815號
皇冠出版社(香港)有限公司
香港銅鑼灣道180號百樂商業中心
19字樓1903室
電話◎2529-1778　傳真◎2527-0904
總 編 輯—許婷婷
美術設計—柳佳璋
審　　校—鄧若珍
著作完成日期—2017年5月
初版一刷日期—2017年7月
初版九刷日期—2023年11月
法律顧問—王惠光律師

讀者服務傳真專線◎02-27150507
電腦編號◎524052
ISBN◎978-986-95069-0-8
Printed in Taiwan
本書定價◎新台幣280元/港幣93元